Katja Hauck mit Uwe Hauck

Lieber Papa, bist du jetzt verrückt?

Katja Hauck

mit Uwe Hauck

LIEBER PAPA, BIST DU JETZT VERRÜCKT?

Mein Vater, seine Depression und ich

Lübbe

MIX
Papier aus verantwortungsvollen Quellen
FSC® C019821
FSC www.fsc.org

Dieser Titel ist auch als E-Book erschienen

Originalausgabe

Textredaktion: Angela Kuepper
Umschlaggestaltung: ZERO Werbeagentur, München
Umschlagmotiv: © FinePic/shutterstock
Satz: hanseatenSatz-bremen, Bremen
Druck und Verarbeitung: C. H. Beck, Nördlingen

Printed in Germany
ISBN 978-3-431-04120-0

5 4 3 2 1

Sie finden uns im Internet unter: www.luebbe.de
Bitte beachten Sie auch: www.lesejury.de

Ein verlagsneues Buch kostet in Deutschland und Österreich jeweils überall dasselbe.
Damit die kulturelle Vielfalt erhalten und für die Leser bezahlbar bleibt, gibt es die gesetzliche Buchpreisbindung. Ob im Internet, in der Großbuchhandlung, beim lokalen Buchhändler, im Dorf oder in der Großstadt – überall bekommen Sie Ihre verlagsneuen Bücher zum selben Preis.

Eltern sollten nicht die Grenzsteine,
sondern die Sprungbretter für unsere Kinder bauen.

Prolog

Katja Hauck

Dieses Projekt entstand, weil mein Vater von Lesern seines 2017 erschienenen Buchs »Depression abzugeben: Erfahrungen aus der Klapse« immer wieder den Wunsch hörte, doch auch etwas über das Leben und die Gefühle der Angehörigen zu erfahren.

Mein Vater war schon seit Jahren depressiv, das wussten wir aber nicht, und selbst er dachte, es wäre eine Charakterschwäche. Erst als er versuchte, sich das Leben zu nehmen, wurde uns schlagartig klar, wie schwerwiegend, wie gefährlich diese Krankheit namens Depression wirklich war. Jeder von uns musste damit irgendwie fertigwerden, es einordnen, damit umgehen lernen. Und davon erzählt dieses Buch ... von der Erleichterung, dass mein Vater überlebt hat, von der Traurigkeit darüber, dass er sich so schlecht fühlte, von Angst, Unsicherheit, Hoffnung und Zuversicht, als er zurück ins Leben fand.

Damals fing ich an, Briefe an meinen Vater zu schreiben, und er antwortete mir. Ich hoffe, dass durch unseren Briefwechsel mehr Menschen die Probleme psychisch Kranker und ihrer Umwelt besser verstehen und einen neuen Blick darauf bekommen. Zugleich bot sich mir durch diesen Austausch die Möglichkeit, einige Erlebnisse und Erfahrungen zu reflektieren und ihre Zusammenhänge zu erfassen. Mein Vater war nach den Klinikaufenthalten ziemlich nervös und fragte sich, welche Auswirkungen seine Krankheit, die er lange vor sich und anderen geleugnet hatte, und sein Suizidversuch auf uns als Familie hatten.

Sicher gab es Momente, in denen ich mir alles ganz anders gewünscht hätte, aber insgesamt bin ich froh, diese schweren Zeiten erlebt und gemeinsam mit unserer Familie durchgestanden zu haben. Das hat meine Einschätzung vieler Dinge geändert, hat mich manches anders bewerten lassen und mir gezeigt, dass man gestärkt aus so einer Geschichte hervorgehen kann.

Eine psychische Krankheit hinterlässt bei allen Spuren. Aber wie man während und nach der Behandlung miteinander umgeht, das macht den Unterschied zwischen einem tiefen Tal und einer neuen, blühenden Lichtung aus, das ändert die Sichtweise auf das Leben, auf die wichtigen und unwichtigen Dinge. Ich hoffe, dass aus unserer Geschichte und unserem Austausch auch andere Betroffene und deren Angehörige etwas für sich mitnehmen können.

Wir sind nicht allein. Es gibt viele ähnliche Schicksale, und längst nicht jedes geht so glücklich aus wie das unsere, das ist mir nur zu bewusst. Aber es gibt eine Chance, und die sollte man nicht ungenutzt lassen.

Katja, im Dezember 2018

Uwe Hauck

Als ich an meinem Buch »Depression abzugeben« schrieb, lag der Fokus auf meinem Erleben der Klinikaufenthalte und meinem Prozess der Stabilisierung und Auseinandersetzung mit der Krankheit. Doch wie ging es meiner Frau und meinen Kindern dabei? Wie erlebten sie die Phasen meiner Krankheit und Heilung, und wie kamen sie mit meiner Abwesenheit zurecht, der Sorge, der Unsicherheit?

Über den Zeitraum eines Jahres haben meine Tochter Katja und ich uns Briefe geschrieben, in denen wir uns über unsere Gefühle austauschen, reflektieren, wie wir das Ganze erlebt haben, und auch den Rest der Familie zu Wort kommen lassen. Zu Beginn spürt man den Briefen noch das Ungewohnte an, das zaghafte Herantasten an einen offenen Austausch. Mit zunehmendem Briefwechsel fiel es uns beiden immer leichter, offen anzusprechen, was lange Zeit in unseren Herzen vergraben war. Waren wir anfangs noch sehr mit unseren eigenen Gedanken beschäftigt, entwickelte sich nach und nach ein echter Austausch, der auch im Verlauf der Briefe zu spüren ist. Ein Briefwechsel mit der Geschichte eines Suizidversuchs als Hintergrund ist nicht leicht zu führen. Man umkreist unangenehme Gedanken, schlängelt sich durch ein Dickicht aus Empfindungen, aus Ängsten und Verletzbarkeit. Das ist Teil der Entwicklung, Teil des zaghaften Balletts aus Gedanken und Worten. Ein Tanz um die Wahrheit, den man mit etwas Glück immer sicherer vollführt.

Als Vater, der seine Familie durch einen Suizidversuch im Stich lassen wollte, lasten viele Schuldgefühle auf meinen Schultern, auch wenn es letztlich die Krankheit war, die dazu geführt hatte. Darum war die Idee so naheliegend, direkt zu thematisieren, welche Ängste mich umtreiben und dabei gleichzeitig aus erster Hand zu erfahren, wie es sich anfühlt, wenn ein Elternteil nicht nur mit seiner Rolle und den alltäglichen Herausforderungen zu kämpfen hat, sondern auch nicht wirklich so präsent, so verfügbar ist, wie man sich das als Kind erhofft.

Die hier veröffentlichten Briefe sind authentisch und spiegeln die Gedankenwelten von meiner Tochter und mir wider. Sie bieten eine schonungslose Innenansicht. Katja und ich hoffen sehr, dass wir Betroffenen damit die eine oder andere Sorge nehmen und zeigen können: Es gibt einen Weg aus der Krise, und das Licht am Ende des Tunnels muss nicht zwangsläufig ein Zug sein.

Uns beiden ist bewusst, dass nicht jede Krankengeschichte so positiv endet wie die unsere. Aber wir wollen zumindest Mut machen, den Kampf aufzunehmen. Auf dem Weg zu unserem heutigen Leben gab es viele Momente, an denen wir hätten aufgeben, an denen wir gnadenlos hätten scheitern können. Doch es ist nicht passiert. Vielleicht war es Glück, aber ganz gewiss war da auch der Wille, um die Familie, um den Papa, den Ehemann zu kämpfen. Immer wieder erlebte ich, wie meine Familie mich rettete, stabilisierte oder schlichtweg der Grund war, weiterzumachen. Auch wurde mir eindringlich vor Augen geführt, was es bedeutet, einen geliebten Menschen durch einen Suizid zu verlieren. Für diese Erkenntnis werde ich Anne aus meiner Rehaklinik auf ewig dankbar sein. Kennengelernt habe ich sie in meiner Therapiegruppe, als wir bei der Vorstellungsrunde erzählen sollten, warum wir da waren. Einer Intuition folgend, sagte ich damals nicht »Depression«, sondern »Suizidversuch«, worauf Anne sich direkt an mich wandte und um ein Gespräch unter vier Augen bat. Sie erzählte mir vom Suizid ihres Mannes und wie sehr sie das aus der Bahn geworfen hatte. Damit konnte Anne mir vermitteln, was es heißt, einen geliebten Menschen durch einen Suizid zu verlieren, und wie sehr das einen Angehörigen erschüttert. Ich wiederum konnte ihr spiegeln, dass dahinter oft tiefe Verzweiflung und das Gefühl stecken, es wäre für alle besser, man wäre nicht mehr da. Anne war das Zünglein an der Waage, die entscheidende Person, die mir den letzten Impuls gab, um mich meiner Krankheit und dem Leben mit ihr zu stellen.

Danke, Anne.

Und vor allem danke, Katja, Sibylle, Marc und Jan.

Uwe Hauck, im Dezember 2018

Wie wir den Tag erlebten

Lieber Papa,

bevor ich dir erzähle, wie ich den Tag erlebt habe, als du deinem Leben ein Ende setzen wolltest, ein paar Worte, warum ich dir das schreibe und nicht von Angesicht zu Angesicht mit dir darüber rede. Ich bin einfach nicht die Art Mensch, die Gefühle im Detail schildern kann. Ich brauche Zeit, alles zu sortieren, einzuordnen. Deshalb schreibe ich dir lieber in einem Brief, was ich denke, als es dir direkt zu sagen.

Ist ja auch nicht die einfachste Sache der Welt, seinem Vater ganz offen zu sagen, was man von seiner Geschichte gehalten hat. Eins aber schon mal vorweg. Auch wenn du mich immer wieder gelöchert hast, ob ich denn durch deinen Suizidversuch und deine psychische Krankheit irgendwie negativ beeinflusst worden bin, ob deine Krankheit mir geschadet hat: Ich glaube es nicht.

Sie hat vieles anders verlaufen lassen. Meine Kindheit war sicher nicht so wie die von anderen. Aber ob sie besser oder schlechter war? Schwer zu sagen. Mit meinem heutigen Blick kann ich sagen: Ja, ich war auch mal sauer auf dich, es gab bestimmt Situationen, die ich mir anders gewünscht hätte. Aber nein, du hast nichts kaputtgemacht. Um mir darüber klar zu werden, was anders gelaufen ist – da lass mir bitte etwas Zeit, das zu sortieren. Wenn das okay für dich ist, schreibe ich dir lieber auch in einem Brief, was ich in der Zeit vor dem Erkennen deiner Krankheit und jetzt danach erlebt und gefühlt habe. Was ich mir dabei von dir wünsche, wäre deine eigene Sicht, möglichst ehrlich und authentisch, weil ich nämlich oft gespürt habe, dass mein Papa gar nicht da war, abwesend, in Gedanken ganz woanders. Im Nachhinein habe ich begriffen, das war deine Depression, das war deine Angst. Man sagt, wenn man vor etwas Unbekanntem Angst hat, ist der einfachste Weg, die Angst zu bekämpfen, sich mit dem Unbekannten vertraut zu machen. Deshalb fände ich es toll, wenn du mir deine Geschichte ganz ehrlich schreiben würdest. Ich werde versuchen, das auch zu tun.

Jetzt aber, wie war das, wie habe ich das Ganze erlebt? Damals, noch vor meinem dreizehnten Geburtstag, hatte ich auf die Realschule gewechselt, was mich freute, denn ich merkte schnell, dass damit viel Leistungsdruck von meinen Schultern genommen wurde. Es war die erste Woche an der neuen Schule, und bis zur Mittagsschule verlief der Tag völlig normal. Nachmittags hatten wir im Unterricht geplant, Flammkuchen zu backen. Du weißt ja, das Fach nannte sich MUM, also Mensch und Umwelt, und da hat man unter anderem auch ein bisschen kochen gelernt. Ich sollte an diesem Tag eher zuschauen und bei kleineren Aufgaben helfen, da ich ja noch ganz frisch in der Klasse war.

Gerade hatte ich mit einer anderen Mitschülerin Karotten gerieben und blickte mich kurz um, wie weit die anderen Schüler mit ihren Aufgaben waren, als ich Mama sah. Sie stand vor meiner Lehrerin, und ich hörte nur noch, wie Mama fragte: »Ist sie hiermit aus dem Unterricht entlassen?«

In dem Moment fühlte ich mich schlagartig schuldig. Habe ich irgendetwas falsch gemacht?, überlegte ich, als ich Mama nach draußen folgte. In dem Forum meiner Schule stand mein kleiner Bruder. Marc war beeindruckt von dem großen Gebäude, und als er uns sah, kam er auf uns zugelaufen. Schweigend liefen wir zu einem kleinen Auto. Mama sagte, dass wir einsteigen sollten.

Marc hat mir später erzählt, dass er an dem Tag Mittagsschule hatte. Mama kam zu ihm in die Klasse, wechselte mit der Lehrerin ein paar Worte und nahm ihn dann aus dem Unterricht direkt mit. Er war sehr verblüfft, weil Mama ausgesprochen gestresst wirkte und ihm klar war, dass sie ihn normalerweise nicht mitten aus dem Unterricht geholt hätte. Auf dem Weg in meine Schule hat Mama Marc dann erklärt, was geschehen war (zumindest die entschärfte erste Version, nach der du wegen zu viel Stress umgekippt wärst, aber jetzt im Krankenhaus liegen würdest, wo man sich gut um dich kümmern würde).

Wir stiegen also in dieses fremde Auto. Mein kleiner Bruder und ich nahmen hinten Platz, Mama vorn auf dem Beifahrersitz. Am Steuer saß ein mir unbekannter Mann, der uns nach Hause fuhr. Dort angekommen, waren schon Mamas Eltern da. Opa und Oma saßen am Tisch und wirkten sehr besorgt. Jan war ebenfalls zu Hause. Auch wenn er mein großer Bruder und knapp drei Jahre älter ist als ich, wusste er offensichtlich genauso wenig wie wir, was los war. Später hat er mir gesagt, ihm war auf jeden Fall zweierlei klar. Zum einen, dass etwas sehr Schlimmes passiert sein musste, weil so ziemlich alles an diesem Tag anders lief, als wir es gewohnt waren. Zum anderen, und da ging es ihm genauso wie mir, wusste er von Anfang an, dass wir an diesem Tag nicht erfahren würden, was wirklich passiert war.

Die Erklärung, dass du, Papa, auf der Arbeit gestürzt seist, habe ich von Anfang an nicht geglaubt, ebenso wenig wie Jan oder Marc. Ich machte mir zwar viele Gedanken, aber da ich nicht genau wusste, was geschehen war, dachte ich auch nicht automatisch an etwas Schlimmes. Ich glaube, meine Brüder haben genau wie ich eigentlich nur darauf gewartet, dass ihr uns noch mal zu euch holt, um uns dann die richtige Geschichte zu erzählen. Hat dann aber ganz schön lange gedauert, bis die ganze Wahrheit auch für uns ans Licht kam.

Als dann auch noch Oma und Opa dablieben, um Mama zu helfen, war ich wirklich verwirrt. Normalerweise sind die beiden ja immer freitags zu Besuch und fahren abends wieder nach Hause. Dieses Mal waren sie aber schon donnerstags bei uns, nur Opa ist wieder nach Hause gefahren. So etwas war noch nie vorgekommen. Du kannst dir sicher vorstellen, dass ich verunsichert war. Ich habe gemerkt, dass die Stimmung irgendwie gedrückt war, aber Jan, Marc und ich haben uns auch gefreut, dass Oma bei uns war. Dass sie für eine ganze Woche dageblieben ist, wusstest du davon?

Hat man dir erzählt, wie es uns ging, oder wusstest du das erst, als wir dich das erste Mal besucht haben? In der Schule hat man mich in den folgenden Tagen nicht direkt auf das angesprochen, was geschehen war, ich wurde aber schon gefragt, warum ich aus dem Unterricht herausgeholt worden war. Auch einigen anderen fiel auf, dass da etwas nicht stimmen konnte. In solchen Momenten habe ich immer das wiederholt, was uns Mama erzählt hatte, obwohl ich ihr nicht glaubte, aber es war ja das Einzige, was ich als Erklärung bieten konnte.

Letztlich war das Thema unter den anderen Schülern schnell gegessen, und die Fragerei ebbte ab. So ging die Schule wieder normal weiter. Was mir letztlich nur recht war, du weißt ja, wie unangenehm mir ungewollte Aufmerksamkeit oft ist.

Bevor du uns die Wahrheit erzählt hast, habe ich nie über Themen wie Suizid oder psychische Krankheiten nachgedacht, und auch in der Schule wurde darüber nicht gesprochen. Mir war bald klar, dass etwas Einschneidendes geschehen sein musste, aber ich habe mich eigentlich nur gefragt, wann wir uns wiedersehen. Ich habe dich die ganze Zeit sehr vermisst und wollte dich unbedingt wieder bei uns haben. Immerhin warst du ja fast neun Wochen in der ersten Klinik, wo du nicht abends zu uns nach Hause kommen durftest. Alle haben uns jeden Tag aufs Neue gesagt, dass wir uns keine Sorgen machen müssen, aber genau deshalb habe ich mir überhaupt erst Sorgen gemacht. Letztlich haben mich diese ganzen Sprüche darauf gebracht, dass es Gründe geben könnte, sich Gedanken zu machen. Das ist euch Erwachsenen oft nicht bewusst. Gerade wenn ihr immer wieder betont, wie normal alles ist, vermittelt ihr uns Kindern, dass da etwas los sein muss. Sonst gäbe es doch keinen Grund dafür.

Dennoch habe ich nach wie vor viel Spaß gehabt und mich in der Schule im Großen und Ganzen konzentrieren können. Meine neue Klasse integrierte mich sofort. So hatte ich keine Probleme, mich in der Schule zurechtzufinden und mit allen auszukommen. Vielleicht war es das stabile Umfeld, das mich aufgefangen hat, möglicherweise das Wissen, dass du im Krankenhaus in guten Händen warst. Da du und Mama euch in all den Jahren nur selten ernsthaft gestritten hattet und euer Umgang mit uns Kindern immer fair war – von deiner Seite aus zwar manchmal ziemlich gereizt, aber dennoch fair –, kam mir das Ganze weniger dramatisch vor. Ich spürte einfach, dass wir als Familie immer noch Bestand hatten und du jetzt bloß für eine gewisse Zeit nicht Teil der Familie warst, weil du erst mal wieder gesund werden musstest.

Zwar kann ich immer noch nicht wirklich verstehen, wieso man sich selbst das Leben nehmen will, aber ich denke, das ist normal, denn man kann nicht exakt das empfinden, was ein anderer fühlt. Deshalb sage ich auch eher, dass ich etwas akzeptieren kann, statt mitzufühlen, weil wirkliches Mitfühlen eigentlich gar nicht möglich ist. Ich kann nicht so fühlen wie Mama oder du. Das kann niemand. Was aber von Anfang an gut war: Wir haben uns alle drei nicht ausgeschlossen gefühlt. Schon am Tag des Suizidversuchs wurden wir nicht einfach ohne Erklärung weggeschickt. Obwohl das, was Mama uns damals aufgetischt hat, nicht wirklich glaubwürdig war, wussten wir immerhin Bescheid, wie es dir geht und was als Nächstes passieren würde. Dadurch haben wir uns immer ernst genommen gefühlt.

Ihr habt uns zwar zu Beginn nicht die ganze Wahrheit gesagt. Aber immerhin waren wir dann integriert, durften dich sehen, haben erfahren, was du gerade machst, wie es dir geht. Das hat alles ein wenig leichter für meine Brüder und mich gemacht. Nur habe ich Mama sehr schnell angemerkt, dass die ganze Situation für sie sehr belastend war. Das hat dann auch ein wenig auf uns durchgeschlagen. Man spürte Mamas Anspannung und dass sie sich Sorgen machte. Das hat dann wieder dazu geführt, dass wir versucht haben, ihr einerseits so gut wie möglich zu helfen, andererseits aber auch unsere eigenen Sorgen um dich und uns als Familie in den Griff zu bekommen.

Natürlich lief der familiäre Alltag auch ohne dich schnell wieder in geregelten Bahnen. Du hast zwar gefehlt, aber weil du ja in der Klinik gut versorgt warst, wie Mama uns immer wieder versicherte, konnten wir uns auf unsere eigenen Probleme und Herausforderungen konzentrieren, und so stellte sich wieder so etwas wie ein ganz normaler Alltag ein.

Wobei, jetzt, wo ich das beschreibe ... So richtig Alltag war das dann doch nicht. Denn auch wenn du zeitweise eher bei uns als mit uns gelebt hattest, hast du uns spürbar gefehlt. Beim gemeinsamen Essen, wenn wir etwas unternommen haben. Deshalb war es so gut, dass wir dich besuchen konnten, dass Mama uns immer auf dem Laufenden gehalten hat.

In der Zeit habe ich vielleicht sogar noch deutlicher gespürt, wie wichtig du mir bist, weil es mir immer auffiel, wenn etwas »ohne den Papa« passierte. War wahrscheinlich ein gutes Zeichen. Es war kein schöner Anblick, deinen Platz am Esstisch immer leer zu sehen.

Deine Katja

Hallo Katja,

danke für deinen Brief und die Beschreibung, wie du die erste Zeit damals erlebt hast. Ich kann mich an weit weniger erinnern, als dir im Gedächtnis geblieben ist. Alles, was ich von jenem Tag weiß, als deine Mutter dich und Marc aus dem Unterricht holte, habe ich durch ihre Erzählungen und jetzt auch von dir erfahren.

Was ich getan habe, war nicht geplant. Um genau zu sein, hätte ich mir niemals vorstellen können, so etwas überhaupt zu tun, so etwas euch anzutun.

Es war wie eine Abwärtsspirale. Heute weiß ich, dass ich meine Depression schon lange mit mir trage. Aber 2003 begann ich so richtig abzurutschen. Zu der Zeit hatte ich ein Jahresgespräch mit meinem damaligen Chef. Normalerweise wird bei so was die Arbeit des vergangenen Jahres bewertet, und Ziele fürs nächste Jahr werden festgelegt. Dieses Mal aber wurde mir gedroht, würde ich mich nicht besser organisieren, sähe man sich zu Maßnahmen wie einer Abmahnung gezwungen. Abmahnung heißt, dass man einen schriftlichen Verweis bekommt. Quasi so etwas Ähnliches wie bei dir ein Klassenbucheintrag. Und es stand sogar die Drohung einer Gehaltskürzung oder schlimmstenfalls Kündigung im Raum.

Das hat bei mir einen Nervenzusammenbruch ausgelöst. Danach habe ich versucht, noch einen Tick besser zu sein, mehr zu leisten, weil ich ständig Angst vor einem weiteren Gespräch dieser Art hatte. Später habe ich gelernt, dass es nicht gegen mich persönlich ging, sondern wohl darauf vorbereiten sollte, dass ein paar zu viel eingestellte Mitarbeiter wieder gehen müssten.

2010 war dann endgültig Schluss, da hatte ich meinen ersten Zusammenbruch, damals lautete die Diagnose Burnout, also Überarbeitung. Das habe ich auch wieder irgendwie überstanden, doch es wiederholte sich 2013. Da hat mein Hausarzt mich endgültig dazu verdonnert, mir einen Psychotherapeuten zu suchen. Hab ich dann auch gemacht und tatsächlich einen gefunden, der zu mir passte. Aber auf die Therapie bei ihm musste ich ein Jahr warten, und das war rückblickend einfach zu lang. Als die Therapie im Herbst 2014 endlich begann, war es schon zu spät, da hatte meine Depression längst die Kontrolle übernommen. Im Februar 2015 hatten einige in der Firma wohl gemerkt, wie es mir ging, und es sollte erneut ein Gespräch darüber geführt werden, wie ich besser eingesetzt werden könnte, um mich zu entlasten. Als diese Unterredung dann aber ziemlich schnell erneut in Anschuldigungen überging, bekam ich eine Panikattacke. Der Betriebsarzt meinte dann auch noch, man müsse mir Regeln auferlegen. Die blödeste Idee überhaupt, denn damit hatte ich noch mehr den Eindruck, ich hätte versagt und wäre unfähig. Dann kam der 5. Februar 2015. Auf meinem Schreibtisch fand ich die Regeln, und darunter stand: »Wenn Sie sich nicht strikt an diese Regeln halten, sehen wir uns gezwungen, disziplinarische Maßnahmen gegen Sie einzuleiten.« Also wieder die Drohung mit Abmahnung, Gehaltskürzung, Kündigung. Da ist bei mir wohl alles eskaliert, und ich habe mir den nächsten Turm gesucht. Warum ein Turm? Mir ist einfach nichts anderes eingefallen. Nur, weil ich eurer Mama über WhatsApp einen Abschiedsbrief schreiben wollte, konnte sie mich noch rechtzeitig finden. Ja, eure Mama hat mir im wahrsten Sinne des Wortes das Leben gerettet. Was da in meinem Kopf vorgegangen ist, ist wirklich schwer zu erklären.

Du kannst dir das vielleicht am besten vorstellen, indem du dich an die Tierdokus erinnerst, die wir manchmal zusammen geschaut haben. Wenn ein Raubtier seine Beute jagt, gibt es oft diesen Moment, wo das Beutetier in die Enge getrieben wurde und jetzt nur noch Angriff oder Flucht bleibt. Angriff, das konnte ich damals nicht. Denn da hatte mich, ohne dass mir das bewusst gewesen wäre, meine Depression schon fest im Griff, und meine Angst hat mich immer näher an den Abgrund geführt.

Es ist schwierig zu beschreiben, wie man sich inmitten einer Depression fühlt. Wenn man dann noch von Ängsten geplagt wird, seinen Job, seine Familie zu verlieren, dann ist es erst recht unmöglich, anzugreifen, dann will man nur noch weg. Ich kann mich gut erinnern, dass ich dieses unsägliche Kribbeln in den Armen hatte. So richtig das Gefühl, ich muss hier weg, fliehen, einfach raus da.

Versteh das bitte nicht falsch. Ich wollte nie, wirklich nie von euch weg. Deine Mutter, deine Brüder und du, ihr wart eigentlich die ganze Zeit über der wichtigste Grund für mich, weiterzumachen. Aber manchmal ist die Depression ziemlich gemein. Dann flüstert sie dir ein, dass es doch besser wäre, wenn du dein Umfeld nicht mehr belasten würdest. Natürlich war mir klar, dass ihr um mich trauern würdet. Aber es gab da einen Moment, da war ich mir sicher, dass diese Trauer nicht so schlimm, nicht so lange andauern würde wie die Last, mich in meiner Krankheit ertragen zu müssen.

Obwohl, nein, damals war es ja keine Krankheit. Damals habe ich mich einfach falsch, nicht ausreichend, als Versager gefühlt. Die Kritik, die ich erfuhr, hat mich nur noch mehr abstürzen lassen.

Es tat so gut, euer Lächeln zu sehen, deine Geschichten über deine Freundinnen und von der Schule zu hören, teilzuhaben an eurem Leben. Aber da war immer diese dunkle Wolke, die alle Farben aufgesaugt hat, alle schönen Geschichten und lustigen Ereignisse ziemlich schnell wieder verdüstert hat. Wenn dann auch noch die Angst in mir übermächtig wurde, habe ich nicht mal richtig zugehört. Das tut mir noch heute mit am meisten weh, dass ich viele deiner Erzählungen, deiner wichtigen Erlebnisse nicht wirklich wahrgenommen habe.

Ich habe das oft erst später gemerkt, dass ich bestimmte Ereignisse, bestimmte Erlebnisse nicht wirklich im Gedächtnis behalten habe. Spätestens, wenn von dir oder Mama ein »Aber das haben wir dir doch erzählt« kam, spürte ich, wie viel echtes Leben an mir vorbeigezogen ist. Es ist unglaublich schwer zu beschreiben, warum ich so unkonzentriert war, warum ich oft so in Gedanken versunken war, dass ich deine wirklich wichtigen Geschichten nicht wirklich wahrgenommen habe. Dafür möchte ich mich entschuldigen, denn ich habe den falschen Menschen, den falschen Dingen, den falschen Geschehnissen zu viel Raum in meinem Leben eingeräumt.

An diesem bestimmten Tag brach alles auf einmal über mich herein. Da fühlte ich mich dermaßen falsch, dass ich, wie bereits gesagt, der irrigen Annahme war, es würde euch ohne mich besser gehen.

Das mag jetzt für dich sehr unlogisch oder rücksichtslos klingen. Da kann ich dir nicht mal widersprechen. Es war einfach eine extreme Ausnahmesituation, und ich steckte in einer Art Tunneldenken, ohne mir dessen bewusst zu sein. Hätte ich damals schon gewusst, was ich heute weiß, wäre es nie so weit gekommen. Vielleicht habe ich mich in dem Moment auch einfach geschämt, weil ich geglaubt habe, ich hätte versagt. Du hast recht, wenn du schreibst, dass niemand das wirklich mitfühlen kann. Auch ich versuche, solche Ausdrücke zu vermeiden, was mir meist eher schlecht gelingt. Wichtig ist zu akzeptieren, dass jeder Mensch andere Erlebniswelten hat und eine Handlung, die man nicht versteht, im Kontext der Lebenserfahrungen des Gegenübers vielleicht nicht nur Sinn macht, sondern in der Situation möglicherweise die einzige noch übrig gebliebene Vorgehensweise sein mag. Dass das schon tags darauf ganz anders aussehen kann? Geschenkt. Mir war zum Beispiel schon am Morgen nach dem Suizidversuch nur zu bewusst, wie sehr ich überreagiert hatte und mich von meiner Angst hatte leiten lassen. Es sind immer Handlungen, die in bestimmten, oft extremen Situationen geschehen und, wenn die Situation sich entspannt, plötzlich in einem ganz anderen Licht erscheinen.

Schön, dass du wenigstens durch die Veränderungen in der Schule etwas mehr zur Ruhe gekommen bist. Es war auf jeden Fall ein Fehler und absolut falscher Ehrgeiz von mir, dich unbedingt auf dem Gymnasium sehen zu wollen, das habe ich dir ja auch schon direkt gesagt. Letztlich habe ich damit Verhaltensmuster wiederholt, die ich immer schon für falsch hielt. Obwohl meine Eltern mir nicht gerade viel an Zuneigung oder Fürsorge haben angedeihen lassen, gab es immer das unterschwellige Signal: Der Bub soll es mal besser haben als wir. Nicht besser im Sinne von »er soll mal glücklich sein«, sondern eher in Richtung Karriere machen, angesehen sein. Die Mittel, mit denen meine Eltern das zu erreichen versuchten, waren wenig hilfreich. Meine Lehrer mussten damals darauf bestehen, dass ich einen Aufnahmetest fürs Gymnasium machen darf, weil sie alle der Meinung waren, ich würde auf der Realschule vor lauter Langeweile untergehen, während meine Eltern fanden, ein Gymnasium sei nichts für ein »Arbeiterkind«.

Mittlerweile weiß ich, dass selbst das Gymnasium eher eine langweilige Geschichte für mich war, weil ich schon früh ganz andere Dinge für wichtig hielt. Wenn man schlagartig erwachsen werden muss, weil der eigene Vater plötzlich schwer krank wird und die Mutter sich nun primär um ihn kümmern muss, dann verändert das die Prioritäten im Leben extrem. In der Zeit, als euer Großvater so krank war, habe ich immer versucht, das Wichtige vom Unwichtigen zu trennen. Er hatte eine Nervenkrankheit, die ihm immer mehr seiner Kraft und Beweglichkeit raubte, bis er nicht mal mehr eine einzelne Zeitungsseite hochhheben konnte. Niemand konnte sich das erklären, und wir kämpften uns irgendwann nur noch von Tag zu Tag in der Hoffnung, man möge doch ein Mittel gegen diese mysteriöse Erkrankung finden. Zum Glück fand man tatsächlich ein Mittel, und er wurde wieder weitgehend gesund. Aber während dieser schwierigen Zeit fiel halt dummerweise die Schule oft als Erstes hintenüber. Als Zwölfjähriger ist man nicht so geübt darin, vieles auf einmal im Griff zu behalten, und weil meine Oma damals bereits ein Pflegefall war, hat mich das schon genug beschäftigt.

Bei euch bin ich dummerweise in die gleichen Denkmuster verfallen, obwohl ich sie bei meinen Eltern so gehasst habe. Besser haben sollen's die Kinder, sie sollen mehr Möglichkeiten haben als ich. Dumm war das, aber woher hätte ich es anders kennen sollen? Als ich sah, wie gut euch der Schulwechsel getan hat, erst Jan und dir, danach auch Marc, war das für mich ein echtes Lehrstück darin, anderen mehr zuzutrauen, verschiedene Lebenswege zu akzeptieren, nicht dauernd nur eingleisig zu denken, ein Weg sei der richtige und sonst keiner.

Zu verstehen, warum ich mich suizidieren wollte, das kann niemand wirklich schaffen. Du hast sehr klug erkannt, dass in diese Gedankenwelten niemand ganz eindringen kann. Mir fällt es selbst schwer, anderen meine damalige Verzweiflung, meine Hoffnungslosigkeit zu vermitteln. Ich will auch nicht behaupten, dass diese Affekthandlung richtig war, es war schlicht der einzige Ausweg, den ich zu jenem Zeitpunkt noch gesehen habe. Deshalb verschwende nicht zu viele Gedanken an das Warum, das zu verstehen kann niemand von dir verlangen. Aber ich bin dir dankbar, dass du es für dich akzeptiert hast und dass du mich nach wie vor lieb hast. Was mehr könnte ich mir wünschen?

Ich habe euch in der Klinik sehr vermisst. Aber ich war mir auch bewusst, dass ich das durchstehen musste, damit ich nicht nur mit mir ins Reine käme, sondern auch wieder – oder endlich – ein guter Papa und Ehemann sein würde. Das war eine sehr große Aufgabe, denn ich musste ja erst mal aussortieren, was überhaupt noch von mir selbst übrig war und was bereits der schwarze Hund Depression gefressen hatte. Deshalb musste ich auch eine so lange Zeit in Kliniken verbringen, denn man heilt eine gebrochene Seele nicht von heute auf morgen.

Um ehrlich zu sein, arbeite ich wohl auch jetzt immer noch an mir. Das würde mir zumindest erklären, warum ich selbst heute noch ab und zu Besuch vom schwarzen Hund bekomme, zwar einer sehr zahmen Version, aber es gibt dennoch düstere Tage. Nur, dass ich die jetzt nicht mehr verheimlichen muss, ihr besser damit umzugehen versteht und mich manchmal Gott sei Dank rechtzeitig darauf hinweist, wenn ich wieder abzurutschen drohe.

Das ist mit Sicherheit ein großer Erfolg all der Zeiten in den Kliniken, und selbst wenn ich noch ab und zu so meine Phasen habe, fällt es uns allen durch das Wissen um meine Krankheit offensichtlich leichter, damit umzugehen.

Hat dir eigentlich Mama genau erzählt, wie die Zeit vor

meinen Klinikaufenthalten, vor dem Suizidversuch war? Wenn nicht, solltest du sie unbedingt fragen, denn mir gegenüber meinte sie einmal, dass es wirklich einen sehr deutlichen Einschnitt bedeutet habe. Vieles in den Jahren zuvor lief ganz anders, als sie es sich gewünscht hatte.

Gruß

Dein Papa

Was davor geschah

Lieber Papa,

nachdem du mir ja in Ansätzen erzählt hast, was zu deinem Suizidversuch führte, war deine Idee Gold wert, Mama nach ihrer Version der Geschichte und insbesondere auch der Zeit vor deinem Suizidversuch zu fragen. Denn von ihr bekam ich eine völlig neue Perspektive auf alles, was passiert war, die zum Teil viel näher an meinen Erlebnissen war, als ich es je vermutet hätte.

Wir haben es in einen Brief verpackt, weil es so sicher am einfachsten zu lesen ist. Hier also Mamas Gedanken ...

***

Die Zeit davor ...

Ich weiß, es ist schwer für dich, liebe Katja, zu verstehen, dass Papas Krankheit unser aller Leben doch sehr geprägt hat. Immerhin kennt ihr es ja nicht anders. Denn angefangen hat seine Veränderung bereits 2003, damals waren Jan und du noch sehr klein und Marc noch gar nicht auf der Welt.

Wir hatten gerade unser Haus gekauft und waren voller Tatendrang, als ein Ereignis unsere Welt nachhaltig verändern sollte. Damals habe ich nur mitbekommen, dass euer Papa ein Jahresgespräch in seiner Arbeitsstelle hatte, welches nicht gut verlief. Mehr dazu wollte er mir nicht erzählen. Erst sehr viel später habe ich erfahren, dass man ihm sogar mit Kündigung gedroht hatte, um ihn rauszuekeln, weil man angeblich zu viele neue Mitarbeiter eingestellt hatte. Ich weiß, ich erzähle viel von früher, aber es ist meiner Ansicht nach nötig, um zu verstehen, was passiert ist und wie es deinen Papa, mich und letztlich auch euch verändert hat. Ehrlich gesagt habe ich selbst erst sehr viel später verstanden, wie die ganze Geschichte auch mich beeinflusst hat.

Nach diesem fatalen Gespräch wurde euer Vater immer ernster, hat versucht, mehr zu lernen, noch mehr zu leisten, immer besser zu sein, als er schon war. An sich ist das ja nichts Schlechtes, aber er vergrub sich immer tiefer in die Arbeit. Das passierte nicht plötzlich, sondern es war ein schleichender Prozess, der zudem davon begleitet wurde, dass er immer unzufriedener damit wurde, wie zu Hause alles lief. Das Problem war, dass ich nur schwer herausfinden konnte, was ihn eigentlich störte. Ihr Kinder wart angeblich nicht gut genug in der Schule, egal ob zu Beginn in der Grundschule oder später am Gymnasium, alle anderen Kinder waren auf einmal böse (zu euch), und er zog sich immer mehr zurück. Wenn ich euren Vater gefragt habe, was denn los sei, meinte er immer nur, dass alles in Ordnung sei. Angeblich hatte er keine Probleme. In Wirklichkeit hat er sie nur sehr gut vor mir und auch sich selbst versteckt.

Also ging ich immer mehr davon aus, dass das Problem bei mir liegen müsste. Mit der Zeit dachte ich, ich wäre einfach nicht fähig, einen Haushalt mit drei Kindern zu führen. Und genau damit setzte ich euch und auch mich noch mehr unter Druck. Ich wollte ja, dass euer Papa glücklich war, und weil ich davon ausging, ich sei der Grund dafür, dass es nicht so war, musste ich es besser machen, mussten wir es besser machen. Dadurch begannen wir, alles Negative von eurem Vater fernzuhalten. Wir lebten quasi um ihn herum und nicht mehr mit ihm.

So wurde es für euch Kinder völlig normal, in eure Zimmer

zu verschwinden, wenn Papa nach Hause kam, um erst wieder herunterzukommen, wenn klar war, dass er guter Laune und ausnahmsweise mal nicht gestresst war. Das war eigentlich genau das falsche Verhalten, aber wir wussten ja noch nichts von seiner Krankheit, und es geschah auch nur, um ihn nicht noch mehr zu stressen. Richtig aggressiv wurde er ja nicht, nur sehr gereizt.

Selbst 2010, als er auf der Arbeit einen Zusammenbruch hatte und sechs Wochen mit der Diagnose Burn-out zu Hause bleiben musste, ahnte niemand von uns, was wirklich dahintersteckte. Wir waren damals ziemlich blauäugig und dachten, jetzt würde schon alles besser werden, da er sich erst mal erholen könnte und wir dann wieder eine glückliche Familie sein würden.

An seiner eigentlichen Krankheit aber veränderte sich nichts, nur die Auslöser für seine »Phasen« waren eine Weile weit entfernt. Eine kurze Zeit waren wir geradezu euphorisch, da sich seine gesamte Verfassung gebessert zu haben schien. Aber das war eine trügerische Ruhe, die uns noch um ein Vielfaches schlimmer in die Realität zurückkatapultierte. Nach einem letzten, wirklich wunderschönen Urlaub in England 2014 brach sich die immer noch akute Depression endgültig Bahn.

Das waren rückblickend die drei schlimmsten Wochen meines Lebens, eigentlich war ich nur noch damit beschäftigt, das Ärgste von uns fernzuhalten, euren Vater von der Arbeit abzuholen, weil er mal wieder zusammengebrochen oder nahe daran war, ihn dann zum Arzt oder nach Hause zu bringen. Es war ein einziges Drama, ein Irrlichtern zwischen den Katastrophen und der Angst um ihn. Was dann am 5. Februar 2015 passierte, habt ihr alle drei mehr oder minder miterlebt und später auch die ganze Wahrheit erfahren. Alles wollten wir euch dann doch nicht zumuten, so kurz nach dem ultimativen Zusammenbruch.

So verrückt das klingen mag: Mittlerweile bin ich sogar froh, dass dieses Ereignis, der Suizidversuch, passiert (und zum Glück gut ausgegangen) ist, denn sonst hätte sich gar nichts geändert, und es wäre niemals zur richtigen Diagnose gekommen. Was aus unserer Familie geworden wäre, mag ich mir gar nicht ausmalen.

Inzwischen kann ich auch mein eigenes Leben »normaler« führen, nachdem ich gelernt habe, dass nicht ich unfähig war, sondern die Krankheit eures Vaters zu stark und zu dominant.

Dadurch haben, so denke ich, wir alle sehr viel gelernt, über mehr reflektiert als so manch anderer und uns über vieles, was bei anderen Menschen belanglos erscheint, tiefere Gedanken gemacht. Wir mussten uns überlegen, was uns im Leben wichtig ist, weil es einfach nicht genug Energie gab, um an zu vielen Fronten zu kämpfen. Rückblickend denke ich, dass wir alle gestärkt aus der Geschichte hervorgegangen sind. Dass wir euren Vater jetzt bei seiner Aufklärungsarbeit, die nicht nur ihm, sondern uns allen guttut, unterstützen können, gibt der ganzen Geschichte noch einen zusätzlichen, sehr positiven Sinn.

Deine Mama

***

Das Seltsame an Mamas Teil der Geschichte ist, dass wir ja eigentlich schon gemerkt hatten, dass so manches bei uns anders lief als in anderen Familien. Aber niemand ging davon aus, dass es mit irgendeiner Form von Krankheit zu tun haben könnte. Es war halt bei uns so, und es hat uns nicht sehr belastet, denn du warst ja trotz allem ein oft verfügbarer und guter Vater. (Mal abgesehen von deinen Phasen, als du dich ins Büro zurückgezogen hast und einfach nicht mehr da warst.) Heute weiß ich, dass diese Phasen die Momente waren, in denen deine Krankheit sehr stark war und du viel zu kämpfen hattest gegen deine dunklen Gedanken und Ängste.

Rückblickend erklären sich mir durch das, was Mama mir erzählt hat, einige Situationen besser – Tage, an denen du gereizt reagiert oder mir überhaupt nicht zugehört hast. Das war dann offensichtlich ein Teil deiner Krankheit, und es ist in gewissem Sinne erleichternd zu verstehen, dass man keine Mitschuld an der damaligen Situation trägt und vermutlich auch gar nichts hätte dazu beitragen können, um die Lage zu entschärfen. Da ich noch zu klein war, als das Ganze sich bei dir verschlimmerte, habe ich dich im Grunde auch nie anders kennengelernt. Erst nach dem Suizidversuch und den Klinikaufenthalten wurde mir nach und nach bewusst, wie anders du doch jetzt im Vergleich zu früher bist. Ja, manchmal schimmert noch der »alte« Papa durch. Aber das sind nur noch Momente, und man kann dich sehr offen darauf hinweisen, was es für uns alle so viel einfacher macht. Es ist gut, wenn man weiß, warum du manchmal immer noch sehr niedergeschlagen oder verschlossen bist.

Und es ist schön, dass du heute viel offener, lockerer und verfügbarer für uns Kinder bist. Wir hatten nicht direkt Angst vor dir, aber wir haben dich doch immer häufiger gemieden, weil wir keine Konflikte wollten und nicht schuld sein wollten, dass du noch gereizter oder verschlossener wurdest. Das hat sich gelegt, und das macht unser Familienleben heute viel schöner und leichter. Aber den Unterschied erkenne ich erst im Rückblick. All die Jahre davor war es in den Augen von Mama und uns Kindern normal. Wenn man etwas nicht anders kennt, wird das zur Normalität. So gesehen ist es jetzt wieder aufregend und neu, weil wir als Familie plötzlich ganz anders agieren, weil so manche Dinge jetzt mehr Spaß machen. Ich habe nichts vermisst, aber zum Teil auch, weil ich es nicht anders kannte.

Deine Katja

Liebe Katja, und auch liebe Sibylle,

dieses Mal schreibe ich an euch beide, denn das, was Sibylle da geschrieben und erzählt hat, ist ja zumindest indirekt auch an mich gerichtet.

Vielleicht war das mit das Schlimmste an der ganzen Geschichte, dass die Krankheit nicht nur mein Leben unendlich schwer und oft sehr düster gemacht hat. Es hat auch eure Sicht auf die Welt verfinstert oder verfälscht, hat euch misstrauischer, kritischer, womöglich auch unsicherer werden lassen. Und eurer Mutter ging es da nicht anders. Und ich selbst dachte immer, ich wäre halt so, es wäre schon alles okay, und ihr müsstet euch eher damit abfinden, wie ich mich verhielt.

Damit habe ich auch euer Leben massiv beeinflusst, und da ist der angeordnete Rückzug auf eure Zimmer, wenn der Papa nach Hause kommt, um erst mal seine Stimmung zu testen, noch der geringste Aspekt. Genau genommen habe ich über achtunddreißig Jahre mit der Krankheit gelebt, ohne einen Namen für sie zu haben oder auch nur im Geringsten zu ahnen, dass mein Leben nicht so grau, so furchterregend, so beängstigend sein musste, wie es für mich war. Deshalb fing ich ja, wie ich dir bereits erzählt habe, irgendwann mit diesen verdammten Masken an. Weil ich fand, dass mein »spezieller« Charakter für andere schwer erträglich sei und deshalb verborgen bleiben müsse. Ich denke, das eine fatale Gespräch im Jahre 2003 hat gerade so viele Masken kaputtgemacht, dass es für eure Mutter und einige wenige in meinem Umfeld doch sehr offensichtlich wurde, dass irgendetwas mit mir nicht stimmte – oder mit denen, die mit mir Umgang pflegen wollten. Zumindest dachte das eure Mutter immer häufiger und brachte sich nach und nach in eine Art Coabhängigkeit. Der Ausdruck bezeichnet das Phänomen, dass Menschen, die eigentlich von einer psychischen Krankheit gar nicht betroffen sind, sich so verhalten, dass es auch für sie selbst nach und nach schädlich wird und möglicherweise in einer eigenen psychischen Erkrankung enden kann. So komisch das klingen mag, aber als ich nach dem Suizidversuch in der Geschlossenen landete, war das auch irgendwie erlösend. Denn endlich hatten meine seltsamen, meine tiefdunklen Gefühle nicht nur eine Erklärung, nein, es war sogar eine Krankheit, etwas, das man behandeln und somit verändern konnte.

Das war auch Mamas erster Gedanke, als sie mich an dem Morgen danach in der Notaufnahme besuchte. Sie wirkte so merkwürdig gelassen, dass ich es zuerst gar nicht einsortieren konnte. Später wurde mir dann klar, dass sie in dem Moment nicht nur erleichtert war, dass ich noch lebte. Sie war auch froh, dass ich mir helfen lassen wollte und freiwillig der psychiatrischen Klinik zugestimmt hatte. Wobei das für mich noch lange keine Entscheidung wegen der Depression war. Ich hatte schlicht Angst, dass ich noch mal im Affekt so was tun würde, und wollte, dass die Ärzte und Therapeuten in der Klinik das zukünftig verhinderten. Aber für Sibylle und vermutlich auch für euch bedeutete dieser Schritt, dass sich von nun an einiges familiär normalisieren könnte. Auch wenn ich mich in den ersten Wochen sehr unwohl gefühlt habe. Ihr hattet endlich Zeit, zur Ruhe zu kommen. Wir alle hatten Zeit, zur Ruhe zu kommen. Denn nach und nach lernte ich in der Klinik mich, meine Gefühle, meine Ängste kennen. All das, was nicht nur mein Verhalten bestimmt, sondern auch in rückblickend erschreckendem Maß euer Leben beeinflusst hatte. Während ich mich neu sortiert, neu kennengelernt habe, hattet ihr wieder etwas mehr Zeit durchzuatmen. Wobei mir Sibylle natürlich auch gesagt hat, dass das Familienleben noch einige Wochen nach dem Suizidversuch eher eines im Alarmzustand war.

Dass ich keinen Bedarf an Veränderung gesehen hatte, dass ich das Ganze so lange vor mir und der Welt verheimlicht hatte, war sicher auch Selbstschutz. Denn meine Masken funktionierten ja. Nach außen hin war ich der nette Kollege, der Computerfreak, der Nerd und damit auf eine ganz eigene Art akzeptiert. Ich hatte keine wirklichen Vorbilder dafür, wie man mit sich und der Welt umgehen sollte. Dass es so, wie das meine Mutter betrieben hatte, nicht in Ordnung gewesen war, hatte ich realisiert. Aber gerade als ich es am meisten gebraucht hätte, war da kein Vorbild gewesen, niemand, der mir Vertrauen, Mut, Selbstbewusstsein vermittelt hätte.

Ich hatte dauernd Angst vor Konflikten, vor den Streitereien und davor, ungerecht behandelt zu werden. Das habe ich all die Jahre mit mir herumgetragen und genauso wie der zwölfjährige Junge agiert. Was ich in den Kliniken eindringlich gelernt habe, ist, dass es sich nicht lohnt, sich zu verstellen. Zumal du in deinem Gegenüber in den seltensten Fällen das Bild von dir erzeugst, das du gerne hättest. Natürlich denken andere über dich nach. Aber viel seltener, als du das vielleicht glaubst. Die meiste Zeit sind sie viel mehr damit beschäftigt, ihre eigenen Sorgen zu durchdenken, nachzugrübeln, wie sie auf andere wirken, ängstlich zu sein.

Ich bin mir sehr sicher, dass dieses eine Gespräch mit meinem damaligen Chef mich so sehr über den Rand gestoßen hatte, dass ich nicht mehr schnell genug neue Masken produzieren konnte, um jenen Anforderungen gerecht zu werden, die ich glaubte an mich stellen zu müssen. Nach außen hin habe ich wahrscheinlich ziemlich selbstsicher gewirkt, aber innerlich fühlte ich mich immer zerbrochener, falscher. Nur dass ich es nicht mit einer Krankheit, der Depression und der Angststörung in Zusammenhang brachte, sondern annahm, das wäre mein Charakter. Damit fühlte ich mich aber immer defizitär, leistete in meinen eigenen Augen nie genug und vermutete stets, irgendwer könnte hinter meine Theaterbühne kommen und mich entlarven.

Das ist nicht gerade förderlich für einen Menschen mit einem mangelhaften Selbstbewusstsein und einem riesigen Rucksack voller Ängste und Traumata.

Dein Papa

Es war auch davor nicht alles schlecht

Lieber Papa,

falls nach Mamas Erzählung und meinen Ergänzungen dazu in dir der Eindruck entstanden sein sollte, die Zeit vor den Kliniken wäre schlimm gewesen – das war sie definitiv nicht.

Auch an die Zeit vor dem Vorfall habe ich viele schöne Erinnerungen. Ich musste lange überlegen, aber mir ist ganz ehrlich wirklich nichts Negatives eingefallen.

Du warst zwar immer schon anders, aber dass ich eine schöne Kindheit hatte, kann ich wirklich sagen. Besonders, was die Familienausflüge, Familienfeiern und Geburtstage angeht. Wir haben einiges miteinander unternommen, so richtig langweilig war es eigentlich nie. Wenn ich gemerkt habe, dass du mir nicht richtig zugehört hast, habe ich mir dabei nie etwas Böses gedacht. Ihr habt es mir immer ermöglicht, bei Schulausflügen, Klassenfahrten, einfach allem, was mit sozialen Kontakten zu tun hatte, dabei zu sein. Ich konnte viel Neues erleben, auch wenn ich bei Schulaktivitäten eher als Randfigur dabei war und andere die »Stars« in der Klasse waren. Aber das war in Ordnung. So hatte ich meine Ruhe und war trotzdem mit anderen zusammen.

Du hast uns immer gut behandelt, aber trotzdem haben wir uns damals mit Problemen lieber an Mama gewandt, weil sie gelassener reagierte und nicht gleich so gestresst war. Noch heute gehen wir tendenziell eher zu ihr, einfach, weil sich das so eingebürgert hat. Denn bei Problemen hast du früher oft gereizt und genervt reagiert, deshalb haben wir dich eher in Ruhe gelassen. Das war nicht schlimm, aggressiv uns gegenüber warst du ja nie. Aber wenn man das Gefühl hat, man nervt andauernd mit seinen Fragen, dann lässt man es eben doch mit der Zeit bleiben.

Jetzt kann ich bei Problemen auch mal zu dir kommen, und ich merke, dass du mir manchmal besser helfen kannst als Mama, gerade wenn es um Ängste geht. Denn du weißt, wie sich eine Angststörung anfühlt. Auch bei den letzten Prüfungen konntest du mir wirklich helfen, eben weil du meine Ängste selbst schon erlebt hattest und ich dir deshalb mehr erzähle, weil ich weiß, dass du es noch mal ganz anders verstehst. Selbst wenn du die üblichen Floskeln bringst – was du meist gleich selbst merkst, worüber wir dann beide lachen. Aber selbst diese Sprüche helfen mir mehr, weil sie von dir kommen. Es ist, als hätte man jemanden, der in die eigene Seele schauen kann und genau weiß, wann es wie schlimm ist und wo der Schmerz sitzt. Das ist eine ganz andere Qualität als die Gespräche mit meinen Brüdern.

Das Verhältnis zwischen meinen Brüdern und mir hat sich im Laufe der Zeit gewandelt, wobei ich nicht glaube, dass das irgendwas mit dir zu tun hat. Früher haben wir immer viel zu dritt gemacht. Du erinnerst dich sicher noch an die Holzschwerter und unsere »Ritterspiele«, damit haben wir viele Tage verbracht, Abenteuer draußen erfunden und fiktive Kämpfe als Ritterinnen und Ritter ausgefochten. Opa hat uns beim Bauen der Schwerter immer gerne geholfen. Nur mir war es ziemlich schnell zu laut, also haben die Jungs mit Opa zusammen die Sachen gebaut, und ich war dann bei unseren Abenteuern dabei. Selbst einige meiner damaligen Freundinnen haben sich auf diese Spiele eingelassen. Als du und Mama uns schließlich einen eigenen Spiele-PC erlaubt habt, haben wir viel gemeinsam daran gespielt. Da hat auch meine Leidenschaft für Minecraft angefangen. Es war einfach schön, kreativ aktiv zu werden und gleichzeitig

Dinge bauen zu können, die in der Realität so nicht möglich gewesen wären.

Aber wir haben auch noch viel draußen gespielt, waren also nicht diese Art Kinder, die angeblich nur am Rechner sitzen. Ganz ehrlich kenne ich auch heute niemanden, der so drauf ist. Ist vielleicht eher eine Erfindung von Erwachsenen, die mit dem Interesse ihrer Kinder für Computer nicht klarkommen. All die Jahre waren wir Geschwister, auch wenn wir schon des Öfteren gestritten haben, alles in allem doch ein gutes Team. Obwohl du manchmal sauer warst, weil meine Brüder scheinbar auf mir herumgehackt haben, so waren das eher die Ausnahmen, und alles in allem haben wir doch zusammengehalten. Insbesondere, aber das weißt du ja, als das mit dir passiert ist, haben wir alle gemeinsam versucht, herauszubekommen, was eigentlich wirklich los war.

Jetzt, wo wir unsere eigenen Computer haben, hat der visuelle Part des Miteinanderspielens zwar nachgelassen, weil wir auch dank all dem, was du technisch für uns eingerichtet hast, jetzt viel gemeinsam, aber an verschiedenen Computern spielen. Das ist insofern praktisch, als es Konflikte vermeidet, wenn es wieder mal darum geht, wie lange wer an den Computer darf. Da haben mich eure Zeitregelungen früher, egal in welcher Form, genervt, und Marc und Jan ging es ebenso. Ein Spiel kann man eben nicht immer nach genau einer Stunde beenden, und da warst du manchmal ziemlich streng.

Auch wenn wir alle inzwischen unsere eigenen Computer haben, machen wir noch viel draußen. Nur unternehmen die Jungs inzwischen mehr zu zweit, und ich bleibe dann für mich. Das klingt jetzt schlimmer, als es ist, mir macht das Alleinsein gar nichts aus. Ich spüre ja, dass ich Teil unserer Familie bin, und finde es manchmal einfach angenehm, mein eigenes Ding zu machen in dem Wissen, dennoch nicht allein zu sein. Das heißt aber nicht, dass ich Angst vor dir, vor euch gehabt oder mich irgendwie unwohl gefühlt hätte.

Ich brauche einfach nicht so viele Menschen um mich. Und möglicherweise liegt es zum Teil auch an meiner Sensibilität für Lärm. Du weißt ja, wie laut die Jungs manchmal sind. Das ist mir gelegentlich zu viel, dann ziehe ich mich lieber zurück und habe meine Ruhe, selbst wenn ich manchmal schon das Gefühl hatte, ihr, also Mama und du, macht euch Sorgen um mich. Glaub mir bitte, es war nie irgendwas Schlimmes der Grund. Ich bin einfach nicht der Typ, der dauernd unter Leuten sein muss. Oder wie Mama jetzt wieder sagen würde, wir sind uns in vielem ganz schön ähnlich.

Deine Katja

Liebe Katja,

es ist schön, dass ich dir jetzt tatsächlich eine Hilfe bei deinen Problemen sein kann. Das war mir, als ich noch krank war, ohne es zu wissen, nicht immer so möglich, wie ich das gerne gehabt hätte. Ich war viel zu sehr mit mir selbst beschäftigt, damit, irgendwie mit meinen Ängsten fertigzuwerden.

Es fällt mir schwer, hier so über mich als ängstlichen Papa zu schreiben. Eigentlich soll ein Vater ja stark, mutig, freundlich und hilfsbereit sein. Oft war ich aber eher besorgt, ob ihr eine gute Zukunft haben würdet oder was es mit euch macht, dass ich so bin, wie ich bin, und auch, ob ich euch nicht eure Zukunft verbaue.

Das sind Gedanken, die alle Eltern haben, bei mir wurden sie aber noch verstärkt durch das Gefühl, ich sei euch kein guter Vater. Leider bekommt man, wenn man zum ersten Mal Eltern wird, keine Anleitung mitgeliefert, wie man mit dem kleinen Menschenleben umgehen soll, das da jetzt ins Leben zweier Menschen getreten ist, die bislang noch sehr frei agieren konnten.

Plötzlich ist da Verantwortung, Ernsthaftigkeit, sind da Pflichten. Nicht, dass man das nicht irgendwie erahnt hätte. Aber die geballte Wucht überrollt einen dann doch. Und natürlich hatte ich, hatten wir den gleichen Ehrgeiz wie schon Generationen von Eltern vor uns. Wir wollten alles so gut wie möglich machen. Den Anspruch, es richtig zu machen, hatten wir gar nicht, weil uns sowieso niemand sagen konnte, was für uns im Speziellen richtig wäre. Wir haben zwar Bücher gewälzt, und ich habe für deine Mama ganze Stapel von Informationen aus dem Internet recherchiert und ausgedruckt. Sehr viel weitergeholfen haben die uns aber nicht. Es gab quasi zu jedem Tipp einen weiteren, der etwas Gegenteiliges vorschlug. Also haben wir irgendwann beschlossen, unseren Instinkten zu folgen, und es sein gelassen, in irgendeiner Weise perfekte Eltern sein zu wollen. Ich erinnere mich noch an die vorwurfsvollen Blicke anderer Eltern oder Großeltern, wenn wir damals mit Jan, als er gerade mal ein Jahr alt war, über Stock und Stein sind mit dem Kinderwagen. Aber er schlief halt nur dann, wenn es holprig war. Sobald wir auf glatten Asphalt kamen, ging die Sirene los. Jeder von euch war von Anfang an eine ganz eigene Persönlichkeit, und mit den Jahren haben wir dann immer mehr Routine bekommen im Elternsein.

Das Verhältnis von dir und deinen Brüdern hat mir eine Zeit lang Sorgen bereitet, vor allem, weil du manchmal doch recht aggressiv geworden bist und es ziemlich laut in eurem Stockwerk zuging. Schön zu lesen, dass ihr dennoch als Geschwister zusammengehalten habt. Da kann ich absolut nicht mitreden als Einzelkind. Manchmal habe ich mir als Kind schon gewünscht, einen Bruder oder eine Schwester zu haben. Meist aber eher, weil ich dachte, dann hätte ich wenigstens einen Mitstreiter im Kampf gegen meine Mutter. Meine Schlachten focht ich meist sehr real gegen sie aus, und da kamen weniger Holzschwerter als spitze Worte und harte Vorwürfe zum Einsatz. Es war und ist für mich schwierig einzuschätzen, ob dir mit deiner Sensibilität das Leben schwererfällt. Laute Geräusche, zu viel körperliche Nähe, zu viele Eindrücke auf einmal, all das belastet dich sehr, das haben deine Mutter und ich erkannt. Andererseits weiß ich mittlerweile ja auch von mir, dass ich wie du zu Hypersensibilität neige. Und ich musste erst lernen, dass das gar nichts Schlimmes ist, aber man Strategien entwickeln muss, mit einem manchmal ausgesprochen unsensiblen Alltag und einer ziemlich grobschlächtigen Welt zurechtzukommen. So gesehen scheinst du dich da ganz gut zu arrangieren, zumal ich ja immer wieder erlebe, dass du Freundinnen zu Besuch hast und ihr dann gemeinsam viel Spaß habt.

Heute sehe ich diesbezüglich vieles gelassener, früher habe ich mich viel zu sehr von dem beeinflussen lassen, was in Büchern, den Medien oder in unserem Umfeld als normal deklariert wurde, und fürchtete, du würdest dich zurückziehen, dir würde was fehlen, oder ich hätte irgendwas Falsches gesagt oder getan. Insofern beruhigt es mich sehr, was du mir schreibst, als es mir zeigt, dass ich auch mal loslassen sollte, du findest deinen Weg dann schon.

Ich weiß heute, dass viele meiner Sorgen daraus entstanden, dass ich selbst schlicht keine normale Kindheit und deshalb zum einen kaum Vorbilder hatte, wie ich euch eine schöne Kindheit ermöglichen könnte, zum anderen, und da greift wieder meine Ängstlichkeit Fehlern gegenüber, wollte ich dir und deinen Brüdern nichts verbauen. Wahrscheinlich bin ich mehr als einmal mit all diesen Bedenken über mein Ziel hinausgeschossen und habe Probleme gesehen, wo gar keine waren. Selbst deine Sensibilität habe ich das ein oder andere Mal zu meiner Schuld gemacht. Mal habe ich gedacht, ich wäre zu laut in meinen Reaktionen, und habe dich eingeschüchtert, mal habe ich mir Vorwürfe gemacht, du würdest dich wegen meiner ungeduldigen Art eher zurückziehen. Ganz falsch, das musst du zugeben, lag ich damit nicht. Denn du hast ja geschrieben, dass ihr irgendwann lieber zu Mama gegangen seid, als direkt mit mir zu sprechen. Es ist für mich einfach so schwer greifbar, inwieweit wir trotz meiner noch unbekannten Krankheit vor meinem

Zusammenbruch eine normale Familie waren. Ja, ich weiß, du wirst beim Lesen dieses Satzes grinsen. Eine »normale« Familie waren wir ja eigentlich nie, das haben wir schon erörtert. Dafür haben wir viel zu wenig darauf geachtet, was andere über ein richtiges Familienleben dachten. Ihr durftet im Gegensatz zu vielen Kindern Dinge tun, die andere für viel zu gefährlich gehalten hätten. Ich denke da nur an eure Klettereskapaden in dem Baum vor unserem Haus oder eure selbst gebauten Hütten im Wald.

Vielleicht war das im Rückblick sogar ein schützender Aspekt, weil mit solchen Freiheiten als Kind auch immer ein Signal mitschwingt, dass wir euch vertrauen, dass wir euch Freiräume für eure ureigene Entwicklung lassen. Ich habe es früher immer gehasst, wie sehr meine Eltern mir vorzuschreiben versuchten, was ich zu tun und zu lassen hätte. Vor allem, wenn es um Themen ging, die sie nicht verstanden haben oder nicht verstehen wollten. Bei allem Druck, den ich erlebte in der Zeit, als mein Vater krank war, waren es meine damaligen Freiräume, die dafür sorgten, dass ich »so normal« geblieben bin, wie eure Mutter im Scherz gerne mal sagt. Ich habe vieles mit mir selbst ausgemacht und oftmals genossen, dass durch die Krankheit meines Vaters der Fokus mal nicht auf mir lag und ich nicht immer und immer wieder mit Vorwürfen konfrontiert wurde. So konnte ich etliches allein erarbeiten, lernen, mir meine eigenen Meinungen und Strategien bilden, um durch dieses manchmal ganz schön verrückte Leben zu kommen.

Dein etwas erleichterter Papa

Meine Kindheit war nicht normal. Na und?

Lieber Papa,

wenn ich über meine Kindheit nachdenke, dann habe ich sehr viele schöne Erinnerungen, ich habe mich zu Hause immer sehr wohlgefühlt und tue das auch jetzt noch. Ja, ich bin manchmal etwas zu lange, zu oft und zu still in meinem Zimmer, aber das ist mein Reich, mein Rückzugsraum.

Unser Haus empfinde ich als einen Ort der Sicherheit, wo wir füreinander da sind, uns helfen, unterstützen und gut zusammenhalten. Und du warst immer ein toller Vater für mich und bist es auch noch heute, auch wenn du beim Lesen dieser Zeilen den Kopf schütteln oder ungläubig schauen magst.

Ob du das nun wolltest oder nicht, du hast mir sehr viel über Depression beigebracht und gezeigt, dass man auch mit einer so schweren Krankheit ein guter Mensch sein kann, denn du bist mir zumindest in meinem Empfinden selbst während der schlechten Phasen deiner Krankheit immer noch ein guter Vater gewesen. In meinem Leben war ich nie eingeschränkt oder hatte das Gefühl, etwas zu verpassen. Mir kam auch nie der Gedanke, wie es wäre, wenn ich einen anderen Vater als dich gehabt hätte, einfach, weil ich gar keinen Bedarf dafür sah.

Selbst auf die Gefahr hin, dass du das nicht lesen magst, ich bin sehr stolz, dich als meinen Vater zu haben, denn du hast mir eine Menge beigebracht, hast mir in schlimmen Zeiten zur Seite gestanden, hast mich getröstet, wenn Tränen geflossen sind, und mir sehr viel ermöglicht. Man muss nicht immer ein fröhlicher Mensch sein, um ein guter Mensch zu sein, hast du mal gesagt. So war es definitiv bei dir, selbst wenn es dir schlecht ging, konnte ich immer, wenn es nötig war, auf dich zählen. Und obwohl meine Brüder und ich uns oft in den Haaren liegen, ist der Zusammenhalt bei uns sehr gut. In Zeiten der Not können wir uns immer aufeinander verlassen.

Natürlich hat deine Krankheit auch mein Leben verändert, das zu leugnen wäre unglaubwürdig. Aber dass es immer eine Änderung zum Schlechten war, kann ich eindeutig verneinen. Im Gegenteil, so habe ich Dinge erlebt, Erfahrungen gemacht und Sachen gelernt, die in einer »normalen« Familie nicht möglich gewesen wären. Wenn ich drüber nachdenke, bin ich sogar froh, dass wir so sind, wie wir sind. Denn wenn ich überlege, was ich von meinen Klassenkameraden zum Teil mitbekomme und was die erzählen ... Papa, sorry, aber da bist du total zahm dagegen. Ich denke, es hat auch etwas Befreiendes, wenn man erst mal merkt, dass man sowieso nicht ins klassische Schema passt. Dann kann man sich ganz frei verhalten, man ist ja eh schon eine schräge Type. Ich kann dir nicht sagen, ob das mit deiner Krankheit zu tun hatte oder ob ich schon immer ein eher zurückgezogenes, introvertiertes Wesen hatte. Stört mich aber nicht, ich fühle mich so ganz wohl. Was andere darüber denken, das ficht mich nicht an, solange ich mich dabei wohlfühle, ist es in Ordnung. Siehst du doch auch so, oder?

Ich denke, du merkst, wie froh ich bin, dass du überlebt hast. Es wäre sonst eine große Lücke geblieben, und die hätte niemand anderes wieder ausfüllen können. Du bist ein Teil von mir, so wie ich ein Teil von dir bin. Wir gehören zusammen, und ohne dich weiterleben zu müssen, das wäre vermutlich das wirklich Schlimme gewesen, was mich negativ verändert hätte. Na ja, nennen wir das Kind beim Namen, es wäre eine Katastrophe gewesen.

So habe ich gelernt, dass es sich lohnt, auch in schwierigen Zeiten zu kämpfen, und dass selbst furchtbar schlimme Entscheidungen noch gut ausgehen können und das Leben in eine neue, völlig andere, aber umso spannendere Richtung lenken. Wer kann schon von sich behaupten, dass er einen Schriftsteller als Papa hat. Eben. Durch unsere Geschichte zeigt sich doch eigentlich nur, dass man nicht voraussehen kann, was einem zustößt, und es deshalb die beste Strategie ist, die Dinge auf sich zukommen zu lassen und aus jeder Situation das Beste zu machen.

Übrigens, ist dir eigentlich schon mal aufgefallen, wie viele dieser alltäglichen Floskeln und Sinnsprüche doch stimmen? »Die Zeit heilt alle Wunden«, »Das Leben geht weiter«, »Es ist nichts zu fürchten als die Furcht«. Es braucht manchmal nur etwas Zeit, den tieferen Sinn, die eigentliche Botschaft solcher Zitate zu erkennen.

Ich hatte eine Mama und einen Papa, habe sie heute noch und hoffentlich viele weitere Jahre. Auch das ist nach deinem Suizidversuch für mich noch mal ein viel bedeutsamerer Fakt geworden. Ihr wart immer da, ich hab mich nie von irgendwas ausgeschlossen gefühlt. Wir Kinder wussten immer Bescheid (okay, bis auf die Ausnahme, dass ihr über den Suizidversuch erst später offen mit uns gesprochen habt, aber das kann ich nachvollziehen), wir haben uns immer als Teil der Familie gefühlt.

So, das war jetzt grob meine Sicht auf meine Kindheit und wie ich mich dabei gefühlt habe, jetzt bin ich aber auf deine Sicht der Dinge gespannt. Das eine oder andere Mal hatte ich nämlich schon den Eindruck, du machst dir viel mehr Gedanken darum, wie du und deine Krankheit unser Wesen, unser Leben verändert haben, als wir das tun. Das kann ich im Prinzip verstehen, nur glaube ich, du siehst da etwas zu schwarz. Wir hatten unsere Herausforderungen, und du warst manchmal auch ziemlich anstrengend. Aber wie ich schon sagte, andere Eltern sind noch viel anstrengender. Für einen psychisch kranken Papa warst du doch richtig pflegeleicht.

Deine Katja

Liebe Katja,

ich bin sehr froh, dass du das so siehst. Damit milderst du eine meiner größten Sorgen, nämlich die, dass ich durch meine Krankheit und mein damit einhergehendes anderes Verhalten bei euch »etwas kaputtgemacht« haben könnte.

Natürlich ist mir klar, dass du mir deinen subjektiven Eindruck vermittelst und dieser möglicherweise von anderen Gefühlen überlagert ist, die auszudrücken du noch nicht die richtigen Worte gefunden hast. Aber wer, wenn nicht du, kann sagen, inwieweit eure Kindheit durch mich und mein Verhalten geprägt war.

Ich hatte immer wieder das Gefühl, defizitär zu sein, euch kein guter Vater zu sein, nicht präsent genug, nicht meiner Rolle zu entsprechen. Und durch meine eigenen Erfahrungen in meiner Kindheit wurde das Ganze nicht leichter. Ich habe oft genug versucht, nicht die Verhaltensmuster an den Tag zu legen, die ich bei meinen Eltern so gehasst habe. Immer musste ich das tun, was sie für richtig hielten, das toll finden, was ihnen gefiel. Ich sollte partout in einen Verein, um mich mit anderen Kindern anzufreunden. Nur waren da eben nicht die Kinder, die ich interessant fand. Ich musste so manches Buch heimlich lesen, weil meine Mutter weder Interesse noch Verständnis für meine Leseleidenschaft hatte. Ja, ich wollte euch etwas bieten, aber nicht im rein materiellen Sinn. Dinge machen nicht glücklich, Erlebnisse, schöne Erinnerungen schaffen das. Davon habe ich, haben wir versucht, euch möglichst viele zu bieten, ohne unehrlich zu sein. Denn vorgaukeln, wir fänden etwas gut nur um des Erlebnisses willen, das wollten wir auch nicht. Du erinnerst dich sicher an die Besuche in diesem Vergnügungspark. Es gab da halt ein paar Fahrgeschäfte, die durftet ihr gerne machen, wir haben dann eben auf euch gewartet. Oder wir haben uns manchmal aufgeteilt, wenn wir etwas besichtigen wollten, ihr aber nicht.

Glaub mir, das klingt jetzt einfacher, als es für mich war und ist. In meiner Kindheit beschränkten sich die Zuneigungsbeweise oft aufs Materielle, an Umarmungen oder Sätze wie »Wir haben dich lieb« kann ich mich nicht erinnern, also müssen sie zumindest sehr selten gewesen sein.

Damit begann aber auch das Dilemma, denn ich wollte dennoch, ob bewusst oder unbewusst, immer, dass ihr materiell alles habt, was ihr euch wünscht. Vermutlich war das irgendwie in mir verankert, weil meine Wünsche als Kind oft ignoriert worden waren und es natürlich sehr einfach ist, materielle Wünsche zu erfüllen. Oder anders gesagt, immerhin bekam ich Dinge, die ich mir wünschte, eher, als dass ich in meiner Kindheit etwas erleben durfte, was mir wichtig war. Das führte dazu, dass alles, was damit zu tun hatte, Materielles möglich zu machen, schleichend mehr Dominanz in meinem Streben nach Glück bekam.

Obwohl ich mir rein rational bewusst war, dass materielle Dinge letztlich nicht wirklich glücklich machen, habe ich versucht, so viele Wünsche wie nur möglich zu erfüllen. Auch wenn du deinen Papa als stark, als kontrolliert erlebt haben magst, war ich das eher selten. Meist schwamm ich nicht entspannt im Lebensmeer, sondern hatte sehr intensiv zu rudern, um nicht zu ertrinken in einem Ozean, den ich selbst mit Erwartungen zugemüllt hatte – Erwartungen an mich und das, was ich als Ehemann, Vater und Mensch bieten sollte. Erst in den Kliniken, erst nachdem mir das Leben den ultimativen Knüppel zwischen die Beine geworfen und mich fast hatte sterben lassen, fing ich langsam an, mein Lebensmeer zu entmüllen, um wieder frei und entspannter, glücklicher und präsenter in der Gegenwart leben zu können.

Das ist auch so eine Sache, die dir niemand verrät. Man weiß oft, wie man besser leben sollte, aber wir sind Menschen mit Fehlern und Schwächen, und nicht immer schaffen wir es, das umzusetzen, was wir eigentlich als richtig erkannt haben. Bei mir kamen die Angststörung und die Depression noch obendrauf, die mir selbst das verdarben, von dem ich angenommen hatte, es richtig zu machen. Wenn dir Menschen begegnen, bei denen du den Eindruck hast: »Wow, die haben ihr Leben im Griff«, dann sei dir gewiss: Die allermeisten tun nur so. Es gibt für das Leben keine Gebrauchsanleitung.

Du hast mir immer wieder gesagt, dass du noch gar nicht wüsstest, was du später mal machen oder werden möchtest. Auch wenn das jetzt komisch klingt, auch wenn ich mich damit vielleicht in so manche Nessel setzen werde: Das ist normal. Glaub mir, viele Menschen wissen das selbst mit vierzig noch nicht. Die Chancen, die lebensverändernden Ereignisse kündigen sich nicht mit großen Schildern an. Sie warten auf dich an einem ruhigen, langweiligen Tag und überrumpeln dich eigentlich immer. Deshalb habe ich auch stets versucht, euch nicht zu sehr unter Leistungsdruck zu setzen – gut, meist hat Mama da noch mehr danach geschaut. Weil wir immer wollten, dass ihr neben dem irrsinnigen Druck des heutigen, meiner Ansicht nach völlig kaputten Schulsystems nicht auch noch durch uns Druck bekommt. Ihr solltet Freiräume haben, Mist bauen dürfen. Wir wollten euch auf keinen Fall in Watte packen oder wie irre Helikoptereltern um euer Leben kreisen und jedwede Gefahr von euch fernhalten. Insofern ja, ich denke, im Großen und Ganzen hattet ihr eine gute Kindheit. Durch meine Krankheit und die damit einhergehenden Ängste, euch etwas für eure Zukunft zu verbauen, hat sich dann zumindest bei mir zwar doch der Wunsch oder besser die Angst immer mehr verstärkt, ihr würdet etwas versäumen. Dass euer Papa da nicht immer zur Verfügung stand, war bei meiner damaligen Unkenntnis dessen, was mit mir nicht stimmt, vielleicht sogar ganz gut. Immerhin war ich als Vater präsent, wenn auch nicht immer verfügbar. So habe ich wenigstens nicht zu sehr eingegriffen, und eure Mutter konnte einiges abfedern, wo ich wieder eher aus der eigenen Angst heraus gehandelt hätte als mit Blick auf das, was euch guttut.

Ich habe wirklich aufgeatmet, als ich gelesen habe, wie du deine Kindheit beschrieben hast. Wer weiß, vielleicht geht ihr alle sogar wirklich gestärkt aus dieser Zeit hervor, weil ihr erlebt habt, dass man ein solches Ereignis als Familie nicht nur überleben kann, sondern es eine Familie zusammenschweißen kann. In manchem wart ihr lange Zeit nicht so wie eure Altersgenossen. Die Jungs haben sich nicht für Fußball interessiert, dafür habt ihr alle sehr lange noch eure eigentlich wunderbar kreativen Mittelaltergeschichten ausgelebt. Du hast dich nie für Make-up, für Puppen interessiert. Ihr habt, ohne dass wir das aktiv gefördert oder gelenkt hätten, oft ganz abseits der Klischees gelebt. Auch deshalb hat sich bei euch sehr vieles positiver entwickelt, als ich angenommen hatte. Ihr seid weniger beeinflussbar, euch interessiert weit weniger, was andere für cool halten. Ihr macht euer Ding, und das macht ihr alle wirklich gut. Ich weiß, als Vater sollte ich so etwas nicht sagen, aber egal, das muss jetzt sein. Ich habe noch nie angenommen, dass eure schulischen Noten in irgendeiner Form widerspiegeln, was ihr wirklich könnt. Schon deshalb, weil das bei mir auch nicht so war. Wäre es nach meinem Mathelehrer gegangen, ich hätte niemals ein Studium der Computerlinguistik und künstlichen Intelligenz begonnen, geschweige denn, es mit einem akademischen Titel abgeschlossen. Auch wenn ich mir eure schulischen Karrieren so anschaue, sehe ich vor allem, dass ihr immer dann gut seid, wenn euer Herz daran hängt, wenn ihr einen Sinn in dem seht, was ihr tun, was ihr lernen müsst. Das kenne ich nur zu gut von mir, und auch eure Mutter ist da keineswegs anders gestrickt. Ich habe früher viel zu oft schwarz oder weiß gedacht, glaubte, ich müsste diesen einen Lebensweg beschreiten, und alles andere würde direkt in die Katastrophe führen. Aber gerade, als ich dachte, alles wäre aus, haben sich mir plötzlich neue Wege eröffnet, wurde ich Autor und Redner. Mach dir also nicht zu viele Sorgen, genieße es, noch ganz normal Kind oder in deinem Fall Jugendliche zu sein. Ist ja anstrengend genug, die Pubertät zu erleben. Immer das in der jeweiligen Situation Richtige zu erkennen ist ziemlich schwierig.

Wir kreisen beide ständig um eine Definition für das, was denn nun für uns normal ist. Ich habe da so meine Schwierigkeiten, etwas als normal zu akzeptieren. Weil mir im Begriff »normal« zu viel Norm drinsteckt. Mir ist das in Bezug auf Menschen zu viel Gleichmacherei, ich mag es nicht, alle über einen Kamm zu scheren und jeden, der nicht dem Standard, der Norm entspricht, auszugrenzen. Ich für mich finde gerade alle, die nicht der Norm entsprechen, interessant, jene, die nicht alles so machen, wie man das halt tut. Klar braucht es gewisse Regeln fürs Zusammenleben, aber allen vorzuschreiben, wie sie zu leben haben, ist für mich eine gruselige Vorstellung.

Doch ich schweife ab, das alleine ist ja schon Inhalt genug für einen neuen Brief. Danke, dass du mir viele meiner

Sorgen mit deinem Brief genommen hast. Danke, dass du mich so magst, wie ich bin.

Und ich bin froh, dein Vater sein zu dürfen. Du bist im besten Sinne des Wortes ein ganz besonderer Mensch.

Dein Papa

PS: Ja, stimmt, da hast du recht, diese Sinnsprüche stimmen leider viel zu oft. Habe mich früher immer darüber lustig gemacht, aber mittlerweile muss ich zugestehen: Ja, da liegt viel Wahrheit drin. Ich denke da zum Beispiel an das, was Mark Twain mal gesagt hat: »Immer, wenn man die Meinung der Mehrheit teilt, ist es Zeit, sich zu besinnen.« Oder auch: »Ich habe in meinem Leben schon unzählige Katastrophen durchlitten. Die wenigsten davon sind eingetreten.«

Anderer Blickwinkel, gleiche Sicht

Lieber Papa,

ich habe mir meinen letzten Brief an dich noch mal durchgelesen und überlegt: Habe vielleicht nur ich das alles so empfunden? Haben meine Brüder und insbesondere Jan, der ja auch damals schon alt genug war, das Ganze bewusst mitzuerleben, vielleicht einen ganz anderen Eindruck? Ich habe mich deshalb vor ein paar Tagen mal mit Jan zusammengesetzt und ihn gebeten, mir seine Sicht der Dinge zu vermitteln.

Jan hat mir erzählt, er sei früher des Öfteren von seinem Freund darauf angesprochen worden, dass du doch oft seltsam wärst und überreagiertest, und Jan musste ihm recht geben, weil er das genauso empfand. Nur darauf, dass das nicht normal sein muss und anders sein könnte, kam er wohl zunächst nicht. Für ihn war das alles schlicht Normalität. Als Symptom einer Art von Erkrankung hat er das nie gesehen, ich glaube, nur Mama ahnte da mit der Zeit was.

Interessant finde ich, dass Jan immer dann, wenn es etwas gab, das er für wichtig hielt, unbedingt mit euch darüber reden wollte oder musste. Er konnte vieles nicht allein bewältigen, sondern wollte durch euch eine Bestätigung für seine Gedanken bekommen. Nur habt ihr wohl oft nicht so geantwortet, wie Jan sich das erhofft hatte, wodurch manche Diskussionen ganz ordentlich ausgeufert sind.

Heute scheint das nicht nur bei mir, sondern auch bei ihm ganz anders zu sein. Jan wollte immer alles unter Kontrolle haben (was mich sehr an dich erinnert hat). Er hatte ständig Angst, nicht alles im Voraus zu wissen. Deshalb wollte er zum

Beispiel immer deutlich früher in der Schule sein als nötig. Und das war auch der Grund, warum Jan alles hinterfragt und sich dann trotzdem noch Sorgen gemacht hat. Ja, das klingt wirklich sehr nach dir, Papa. All das war aber quasi mit deinem Suizidversuch und in den Wochen danach plötzlich weg, vielleicht auch, weil Mama eben nicht mehr den Nerv für lange Diskussionen hatte und Jan das möglicherweise erkannte.

Was ich interessant fand, ist, dass Jan tatsächlich davon gesprochen hat, das Ganze habe ihn eingeschränkt. Er wollte nicht zu seinen Freunden, die sollten alle immer zu ihm kommen, und außer Haus zu übernachten war gänzlich undenkbar für ihn. Viel zu wenig Kontrolle. Immerhin wurde Jan dadurch wohl sehr kreativ darin, Gründe zu finden, warum die Freunde zu ihm kommen sollten. Auch das kenne ich in gewissem Sinn von mir.

Mama hat uns mal erzählt, dass die Mutter eines Freundes von Jan ihn überreden wollte, doch bei ihnen zu übernachten, aber egal, was sie als Argument brachte, Jan fand immer ein Gegenargument, bis sie es aufgab. Sie meinte Mama gegenüber, so etwas habe sie noch nicht erlebt, dass ihr bei einem Kind die Argumente ausgegangen seien. Fakt war auf jeden Fall: Der Freund kam wieder zu Jan.

Woanders zu übernachten war noch viel schlimmer für ihn als für mich. Genau wie ich hatte Jan keine ruhige Minute, sobald feststand, wann er ins Schullandheim fahren würde. Er steigerte sich jedes Mal wochenlang rein, weil er wusste, dass er mitfahren musste.

Als wir damals aber die lange Lesenacht in der Schule gemacht haben und du nicht nur als Vorleser dabei warst, sondern auch mit uns dort übernachtet hast, war das plötzlich kein Problem. Sobald ein Elternteil dabei war, ging es gut.

Auch bei Freunden zu übernachten war problematisch, je

näher der Abend kam. Das seltsame Gefühl, das dann plötzlich auftauchte, kenne auch ich nur zu gut. Es war damals bei der Klassenfahrt nach England auch nicht wirklich besser.

Einmal hat Jan es zwar geschafft, zumindest anfänglich bei einem Freund zu übernachten. Da dieser aber nur eine Querstraße entfernt wohnte, kam Jan dann letztlich nachts einfach nach Hause marschiert.

Was ich damit sagen will: Sobald ihr nicht in der Nähe wart, hatten Jan und ich Probleme. Das hat sich auch erst in jüngster Zeit gelegt. Lediglich Marc scheint damit nie Schwierigkeiten gehabt zu haben. Vielleicht war es die unbewusste Sorge, während wir weg sind, könnte etwas Schlimmes zu Hause passieren. Vielleicht war es auch einfach Angst vor der Welt da draußen, die du ja durchaus des Öfteren in ziemlich düsteren Farben gemalt hast. Du erinnerst dich sicher noch, wie lange Marc bei allem, was nicht ganz ordentlich verlief, gleich die Polizei holen wollte? Also zum Beispiel, wenn jemand über eine rote Ampel lief oder etwas merkwürdig fuhr, hat Mama erzählt. Das hat Jan sich in gewissem Maß auch von dir abgeguckt. Du wärst selbst nachts um drei, wenn kilometerweit kein einziges Auto zu sehen gewesen wäre, niemals, wirklich niemals über eine rote Ampel gelaufen, auch wenn du stundenlang hättest warten müssen. Gott sei Dank bist du da heute sehr viel lockerer. Spart nämlich ganz schön Zeit und Nerven.

Deine Katja

Liebe Katja,

sehr interessant, mal die Sicht von Jan kennenzulernen. Wobei Jan und du euch in vielem sehr ähnlich seid. Ihr hattet beide immer schon Probleme damit, woanders zu übernachten. Die einzige Ausnahme waren immer Oma und Opa, also Mamas Eltern. Jan versuchte auch mal, bei meinen Eltern zu übernachten, aber das war nach allem, was ich später erfahren habe, sehr grenzwertig für ihn. Das ist etwas, das ich noch nicht ganz einsortieren kann. Mein Eindruck ist rückblickend, dass ich wohl für euch doch eher anstrengend gewesen sein muss. Aber von zu Hause weg und mal woanders sein, das wolltet ihr beide auch nicht. Erst Marc hat öfter mal bei seinen Freunden übernachtet, obwohl die wiederum lieber zu uns gekommen sind wegen all der Technik, die es bei uns gibt.

An die vielen Sorgen, die sich Jan immer gemacht hat, kann ich mich noch sehr gut erinnern. Einmal ist er eine geschlagene Stunde vor der Haustür stehen geblieben, aus Angst, was wir wohl zu seiner schlechten Schulnote sagen würden.

Dabei war mir eigentlich immer wichtig, nicht in die gleichen Denkmuster zu verfallen wie meine Eltern und insbesondere meine Mutter. Aber genau das habe ich dann doch wieder unbewusst getan, denn Jan musste als Erster von euch aufs Gymnasium. Ihr hättet alle drei das Gymnasium sicher geschafft, wenn es euch nicht so ergangen wäre wie mir damals, als mein Papa krank wurde. Da war mir die

Schule schlagartig völlig egal, und ich machte mir viel mehr Sorgen um meinen Vater als um irgendwelche Noten. Das hat Jan dir ja auch gespiegelt, dass er sich immer sehr viele Gedanken um alles gemacht hat.

Sorgen sind das Erste, was man hat, wenn man merkt, dass einem die Kontrolle über das eigene Leben entgleitet, dass die Welt um einen gefährlicher, bedrohlicher, unkontrollierbarer wird. Und wenn man keine Menschen an seiner Seite hat, die zu einem stehen, die einen unterstützen. Ich war in einer sehr entscheidenden Phase eurer Entwicklung nicht so für euch verfügbar und an eurer Seite, wie das richtig gewesen wäre. Dafür kann ich mich nur entschuldigen, wiedergutmachen kann ich das wohl kaum. Aber immerhin hat die ganze Geschichte etwas Gutes. Heute wissen wir alle um meine Krankheit, und damit klärt sich einiges an Missverständnissen auf. Ihr habt euch trotz meiner Krankheit und all den Schwierigkeiten zu ganz eigenen, starken Persönlichkeiten entwickelt. Eure Therapeuten haben das auch immer wieder betont. Ihr seid vielleicht nicht typische Durchschnittskinder oder Jugendliche, aber ihr alle seid so in Ordnung, wie ihr seid. Das ist für mich schon eine große Beruhigung, und ich bin sehr dankbar, dass ihr nach wie vor zu mir steht. Jetzt können wir zumindest einiges von dem nachholen, was wir alle in den dunklen Zeiten meiner Depression, meiner Angststörung verpasst haben.

Das mit der Kontrolle ist so eine Sache. Je mehr man versucht, die Kontrolle zu behalten, umso schwieriger wird es, und eigentlich ist es sowieso ein Kampf gegen Windmühlen. Das hat wohl nach dem, was du erzählt hast, auch Jan ziemlich oft gespürt, was die Lage für ihn wie für uns nicht unbedingt besser gemacht hat. Eins habe ich aus der ganzen Geschichte gelernt. Ich bin dem Irrtum erlegen, ihr würdet nicht durchschauen, was damals passiert ist. Meine Gereiztheit, der Rückzug in mein Büro, meine Strenge, was das Einhalten von Regeln anging. Aber das habt ihr sehr wohl, nur wusstet ihr nicht, wie ihr darauf reagieren, was ihr tun solltet. Das war wohl bei Jan der Grund für die vielen Fragen und Diskussionen. Er wollte verstehen, was geschehen war, und merkte viel früher als Mama und ich, dass irgendwas mit der ganzen Geschichte, insbesondere mit meinem Part darin nicht stimmte. Du hast da etwas anders reagiert und dich dann eher in deine eigene Welt zurückgezogen. Auch keine schlechte Strategie, zumindest ersparte es dir so einiges an Nachgrübeleien und Sorgen.

Jeder Mensch geht anders mit Krisen um. Nach allem, was wir durch eure Therapeuten gelernt haben, hat jeder von euch die jeweils optimale Strategie entwickelt. Das Wichtigste aber ist: Anders als bei mir haben wir alle rechtzeitig die Kurve gekriegt. Langsam normalisiert sich unser Leben in gewissem Maß. Ein bisschen anders als bei anderen darf es ja ruhig sein. Immerhin habt ihr drei sehr gute Ansichten und Prioritäten entwickelt. Und wir alle folgen nicht der Herde, sondern denken sehr genau darüber nach, was wir akzeptieren und was unseren Widerstand erweckt. Das ist definitiv eine gute Strategie. Die Mehrheit hat nicht immer recht, sie hat nur mehr Stimmen.

Dein Papa

Meine Therapeutin und ich

Lieber Papa,

als Mama mir anbot, auch für mich eine Therapeutin zu suchen, wusste ich zu Beginn nicht wirklich, wofür das gut sein sollte. Ich ging zunächst davon aus, dass ihr wohl denkt, eine Therapeutin kann mir besser erklären, was mit dir, Papa, eigentlich los ist und was das für eine Krankheit ist.

Ich hatte ja bei Jan und Marc bereits erlebt, wie positiv sie ihre Gespräche mit den jeweiligen Therapeuten empfanden. Zugegeben, es war auch ziemlich cool, eine Therapeutin zu haben. Vor allem aber, weil ich bei meiner Therapeutin noch während der Schulzeit Termine bekam. Ich war die Einzige, die während des Unterrichts gehen durfte, und das regelmäßig jede Woche.

Meine Mitschülerinnen und Mitschüler wurden natürlich neugierig und wollten ganz genau wissen, warum ich ging, wohin ich ging und was es mit dieser Therapeutin auf sich hatte. Überraschenderweise schlug mir da echtes Interesse und keineswegs Spott wegen meiner Therapie entgegen. Alle wollten vielmehr genau wissen, was man bei so einer Therapie macht, was es mit Depressionen auf sich hat und was das für eine Sache war mit dieser Psychiatrie, in der du warst. Da fiel mir gleich wieder auf, dass ich selbst erklären musste, was ich mir eigentlich von der Schule erhofft hätte. Aber vermutlich ist das Thema einfach zu speziell, und bei den schrägen Lehrplänen passt so etwas eben nicht ins Konzept.

Zu Beginn meiner Therapie war ich noch ziemlich schüchtern, du weißt ja, ich und fremde Situationen, fremde Menschen ... Wir haben dann auch erst mal über dich gesprochen, was deine Krankheit bedeutet, wie sie sich auswirkt und warum das alles so ausgeartet ist. Das hat mir sehr geholfen, deine Situation und deine Gedankengänge besser zu verstehen.

Nach und nach habe ich aber gemerkt, dass es eigentlich hauptsächlich um mich geht, darum, wie ich mich fühle, was meine Probleme, meine Herausforderungen sind und was mein Wesen ist. Damit habe ich mich zu Beginn zugegebenermaßen schwergetan, weil ich mir selbst nicht wirklich Gedanken über mich gemacht hatte. Zu Beginn haben wir zwar noch sehr viel über dich gesprochen und was in den Jahren vor deinem Suizidversuch passiert war. Meine Therapeutin hat versucht, mir zu erklären, wie man zu solch einer Krankheit kommt, wie sie sich auswirkt und warum man irgendwann so verzweifelt ist, dass man sein Leben nicht mehr für lebenswert hält.

Nach und nach kamen wir dann aber mehr auf mich zu sprechen, auf meine Persönlichkeit, wie ich so »drauf« bin. Das war schon ziemlich interessant, denn so habe ich in den Sitzungen nach und nach viel mehr über mich erfahren, als es ohne Therapie möglich gewesen wäre. Die Therapeutin hat gemeinsam mit mir Situationen durchgespielt, in denen ich Angst habe. Sie hat Tests mit mir gemacht und mich in Krisenzeiten – ich sage nur: Prüfungsangst – unterstützt. Irgendwie war sie so eine Art neutrale Beobachterin und Beraterin, die manche meiner Verhaltensweisen erklärt hat. Auch wenn ich zu Beginn nicht so richtig wusste, was ich mit ihr besprechen sollte, wurde es bald immer wertvoller für mich, eine Therapeutin zu haben.

Vor allem habe ich gelernt, dass unsere Psyche etwas sehr Komplexes ist. Es ist also ganz normal, dass man ab und an mal Probleme mit den eigenen Gedankenwelten hat, gerade wenn man etwas Schlimmes, etwas Traumatisches erlebt hat. Da habe ich auch erkannt, dass es normal ist, nicht normal zu sein. Will sagen, es ist nicht ungewöhnlich, dass man in manchen Dingen anders denkt als das Umfeld, und oft ist es nur angelernt, was ein Mensch für normal und was er für »verrückt« hält.

Ich habe schnell gemerkt, dass ich da wohl etwas naiv war und dachte, dass das Verhalten anderer normal sei, auch wenn ich es irgendwie seltsam fand. Es tat mit der Zeit richtig gut zu erkennen, dass ich weder seltsam noch in irgendeiner Form krank bin, sondern eben etwas anders als der Durchschnitt. Das macht mich für manche Menschen schwerer verstehbar, ist aber nichts, was ich als negativ für mich betrachten sollte. Auf jeden Fall weiß ich meine Therapeutin zu schätzen, sie hilft mir wirklich, aber eher als erfahrene Zuhörerin und nicht wie jemand, der mir vorschreibt, was ich zu tun und zu lassen habe. Dann hätten wir wohl auch ein paar mehr Probleme miteinander. Sie ist wie gesagt eher ein neutraler Beobachter, der mich manchmal auf Gedanken bringt, auf die ich alleine vielleicht erst sehr viel später gekommen wäre. Wäre all das mit dir nicht passiert, wären Marc, Jan und ich wohl nie zu einem Therapeuten gegangen. Dann hätten wir aber auch nicht so viel über uns erfahren. Insofern bin ich froh, dass mir die Möglichkeit gegeben wurde, eine Therapie zu machen, und Marc und Jan sehen das genauso wie ich.

Deine Katja

Liebe Katja,

mit den Therapeuten für euch drei hatten wir wirklich Glück. Normalerweise dauert auch hier die Suche mindestens ein halbes Jahr, eher sogar ein Jahr, wie bei Erwachsenen. Noch viel mehr Glück war, dass ihr drei euch mit euren Therapeuten gleich so gut verstanden habt. In der Regel besucht man erst mal Probesitzungen mehrerer Therapeuten, bis man sich für einen entscheidet.

Eins ist nämlich extrem wichtig. Die Chemie muss stimmen. Damit meine ich, du musst deiner Therapeutin, deinem Therapeuten in einem Maß vertrauen, das weit über das normale Vertrauensverhältnis zwischen dir und deinen Freunden hinausgeht. Einem Therapeuten sollte man so weit vertrauen, dass man auch Dinge eingesteht, Geschichten offenbart, die niemand sonst bislang wusste. Denn oft sind es genau diese Geschichten, die einem zu schaffen machen, die einen aus der Bahn geworfen haben. Nach dem, was du mir über deine Therapeutin erzählt hast, arbeitet ihr beide auf Augenhöhe miteinander und seid auf einer Wellenlänge.

Das ist gut und wichtig. Bei mir waren es zwei Therapeuten, die ich besucht habe. Genau genommen sogar drei, da ich nach meinem angeblichen Burn-out schon mal bei einer Art Notfalltherapie war, das waren aber nur sechs Sitzungen, und die konnten gerade mal die Oberfläche ankratzen. Zudem weißt du ja, dass mein Betriebsarzt quergeschossen hatte, was manche meiner Therapien erst mal erschwerte statt erleichterte.

Aber mit dem Therapeuten, den ich die letzten zwei Jahre hatte, war und bin ich sehr zufrieden. Wir haben es sogar so weit miteinander gebracht, dass ich mittlerweile keine Sitzungen mehr bei ihm brauche. Ich habe aber nach wie vor die Option, noch ein paar Sitzungen zu bekommen, was für mich eine Art Rückversicherung ist, eine Absicherung, falls irgendwer erneut querschießen will.

Dass du eine Therapeutin besuchst, ist auch nichts, was du zu verheimlichen brauchst oder wofür du dich gar schämen müsstest. Es ist ein sehr kluger Schritt, weil du dir helfen lässt, wo du Hilfe brauchst und es alleine einfach nicht schaffst. Wenn ich zurückblicke auf den Beginn deiner Therapie, dann bist du schon unglaublich weit gekommen. Und das Schöne daran, der größte Teil des Erfolges ist, dass du heute selbst sagst, du akzeptierst dich mehr, du weißt besser, wer du bist und wie du reagieren solltest. All die Impulse sind zwar im Alltag manchmal schwer umzusetzen, aber mit Übung, mit Geduld und Wiederholung wirst du nach und nach besser mit der verrückten Welt da draußen zurechtkommen. Oft sind es nicht wir selbst, die seltsam, schräg, problematisch sind. Vielmehr macht uns eine Welt zu schaffen, die scheinbar zur Gänze verrückt geworden ist. Erinnere dich nur mal daran, wie oft du uns davon erzählt hast, dass du wieder von einem sehr dummen Verhalten gehört, gelesen oder es gar selbst erlebt hättest. Wie oft hast du dich darüber geärgert, dass wieder über irgendwelche Umweltverschmutzung berichtet wurde. Wie sehr hat es dich manchmal aufgewühlt, wenn in den Nachrichten von rassistischen Übergriffen, von Intoleranz gegenüber Immigranten berichtet wurde.

Meist hast du sehr genau erkannt, was da falsch lief, aber da das nun mal die von uns beiden schon viel diskutierte »Normalität« zu sein schien, hat es niemanden gewundert, außer dich und oft auch mich. Es geht, wie deine Psychiaterin richtig erkannt hat, in den Therapien häufig darum, die gänzlich unbehandelten »Verrückten« da draußen auf Distanz zu halten. Man lernt in der Therapie viel öfter, wie man mit den Menschen umgehen muss, die eigentlich in Therapie gehören.

Für mich war es bei meinen ersten Therapien unglaublich schwer, meine Gefühle zu äußern, meine Ängste und die Traurigkeit. Das macht man als Mann doch nicht, dachte ich wohl. Aber meine Therapeutin lockte da so einiges aus mir heraus. War auch wichtig, weil ich erst so erkannt habe, was ich alles für andere und was für mich getan habe. Glaub mir, ich war ziemlich geschockt, wie oft ich eigentlich gegen meine eigenen Vorstellungen, Werte und Interessen gehandelt habe, nur um gemocht zu werden.

Ich glaube, selbst eurer Mutter und euch gegenüber habe ich einige Male nicht ganz aufrichtig, nicht ehrlich gehandelt, weil ich eben große Schwierigkeiten mit Konflikten habe. Das heißt nicht, dass ich damit etwas Böses wollte. Aber ich war einfach nicht ganz ehrlich. Ich hätte davon berichten sollen, wenn ich im Büro Stress hatte oder wieder mal die Angst, etwas falsch zu machen. Ich hätte viel früher von meinen Ängsten, meinen traurigen Gedanken erzählen sollen, statt nach außen hin die Maske des glücklichen und zufriedenen Ehemanns und Vaters aufzusetzen. Und was natürlich sehr verwirrend für mich war, war die Erkenntnis, dass viele meiner Ängste und Panikattacken ausgelöst wurden von dem zwölfjährigen Uwe, der da immer noch sehr aktiv in mir steckt. Mehr als einmal habe ich wie ein verängstigtes Kind gehandelt. Das dürfte dir vielleicht auch erklären, warum es mich immer ganz besonders getroffen hat, wenn du unter Angst gelitten hast, wenn du wegen etwas in Panik warst.

Ich konnte das besser nachvollziehen, als mir lieb war, und kann es auch heute noch. Wenn andere Menschen leiden, traurig sind, Angst haben, dann habe ich diese Gefühle fast ebenfalls. Ich bin harmoniesüchtig, einfach deshalb, weil ich es als Kind irgendwann nicht mehr ertrug, dauernd Ärger zu haben, dauernd beschimpft zu werden und keinerlei Zuneigung zu erleben. Das hat mich für Ungerechtigkeiten, für Konflikte so sensibel gemacht, dass ich oft schon anspringe, bevor irgendein anderer es überhaupt bemerkt, dass eine Situation oder ein Gespräch auf einen Konflikt hinauslaufen. Das an sich könnte ja noch etwas Positives, Hilfreiches sein. Aber ich reagiere so überzogen, so konfliktscheu, dass die Situationen sich meist nicht aufklären, sondern eher noch verschlimmern. Das eine Gespräch, das letztlich zum Suizidversuch führte, hätte ich vermutlich in eine ganz andere Richtung lenken können, wäre ich noch Herr meiner Sinne gewesen. Aber da hatte sehr bald der kleine, verängstigte zwölfjährige Uwe übernommen, der alles möglichst schnell hinter sich bringen wollte, um wieder seine Ruhe zu haben.

Das ist eine der größten Errungenschaften aus meinen ganzen Therapien: Ich durchschaue jetzt die Mechanismen besser, die in mir ablaufen, wenn ich in bestimmte Situationen gerate, die mich ängstigen. Ich kann zumindest in einem gewissen Maß die Kontrolle behalten oder sie zurückgewinnen, wenn die Situation zu eskalieren droht. Das bedurfte aber über fünfzig Sitzungen mit meinem Therapeuten. Verhaltensmuster sind schwer abzulegen, wenn man über Jahrzehnte hinweg damit sehr gut zurechtgekommen ist. Oder zumindest glaubte, man käme damit zurecht.

Dein Papa

Wie hast du dich gefühlt?

Lieber Papa,

ich habe ein paar Fragen an dich, auf deren Antworten ich wirklich gespannt bin. Als Erstes würde es mich sehr interessieren, wie du dich gefühlt hast und was für Gedanken du hattest, insbesondere in der Zeit vor und direkt nach deinem Suizidversuch. Zum Beispiel, als du den Brief an uns geschrieben hast. Du weißt ja, er hängt immer noch eingeschweißt in meinem Zimmer.

Hier ist noch mal der ganze Text, weil er mir so wichtig ist.

***

Brief an meine Kinder

Ich weiß, dieses Jahr war nicht leicht für euch. Zu verstehen, warum ich tat, was ich getan habe, kann niemand von euch verlangen.

Aber dass ihr mir verziehen habt, dass ihr mich immer noch liebt, das verleiht mir eine Stärke und einen Willen zu kämpfen, den ich nicht für möglich gehalten habe.

Was ich tun wollte, hatte nichts mit euch zu tun, es waren andere Menschen, die Grund dafür waren. Ihr wart und seid für mich das Wertvollste in meinem Leben. Euer Lachen, eure Tränen, eure Hoffnungen, eure Wünsche. All das hätte ich beinahe zerstört und kann es mir selbst immer noch nicht verzeihen.

Was auch immer geschehen mag, wohin euch euer weiterer Lebensweg tragen wird, ich weiß jetzt, dass ich euch weiterhin begleiten will, dass es hinterhältig war, mich einfach davonstehlen zu wollen. Wenn ihr mich braucht, ich werde da sein. Und wenn ihr mich nicht braucht, ja, versprochen, dann lass ich euch in Ruhe.

Ich liebe euch zutiefst. Und was auch immer euch erwarten mag: Seid euch selbst bewusst, dass ihr alle wertvolle, wichtige, gute Menschen seid. Lasst euch von niemandem jemals einreden, ihr wäret nichts wert oder falsch, so wie ihr seid. Das ist eine Lüge. Die Wahrheit ist: So wie ihr seid, seid ihr perfekt.

Ich bin jetzt dabei, den letzten Schritt zu machen, damit ich wieder gesund zu euch zurückkehren kann. Und ich werde für euch da sein, denn was mir eindringlich beigebracht wurde: Es gibt nichts, das wichtiger ist als die Familie. Und ihr seid zusammen mit eurer Mutter meine Familie und damit das Wertvollste, was ich auf dieser Erde habe.

Danke, dass es euch gibt, danke, dass ihr mir verziehen habt, danke für eure Liebe.

Euer Papa

***

Schon damals habe ich gespürt, dass du mit dir zu kämpfen hattest, weil die Krankheit dein Leben so sehr beeinflusst hat. Durch den Brief hatte ich so eine Ahnung, dass wir in vielen deiner Grübeleien und Sorgen eine nicht unbedeutende Rolle gespielt haben müssen.

Außerdem stelle ich mir immer wieder die Frage, wie es dir ging, als du uns das erste Mal wiedergesehen hast und als du uns erzählt hast, was damals wirklich passiert ist. Denn natürlich haben wir von Anfang an geahnt, dass da etwas Einschneidendes geschehen sein muss, und haben uns so unsere Gedanken gemacht, wie es dir wirklich geht. Marc, Jan und ich saßen mehrmals beisammen und haben gemutmaßt, was passiert sein mochte, aber mit einem Suizidversuch hat keiner von uns dreien gerechnet.

***

Mir scheint, dich hat es sehr beschäftigt, wie sich der Wechsel der Schule auf mich ausgewirkt hat. »So wie ihr seid, seid ihr perfekt« klingt viel mehr nach einem Papa, der auch akzeptiert, wenn in der Schule mal was nicht ganz so gut läuft.

Zu Beginn war es für mich sehr angstbesetzt, als ihr meintet, dass ich die Schule wechseln soll. Doch nachdem mir gesagt wurde, dass es nur das Beste für mich ist und ihr in keiner Form wütend oder enttäuscht wärt, sondern mir damit helfen wolltet, fiel mir die Zustimmung zu diesem Schritt deutlich leichter. Ich hatte mich schon ein bisschen wie eine Versagerin gefühlt, die nix auf die Reihe kriegt. Natürlich war die erste Zeit in der neuen Schule nicht die beste. Aber die Klasse hat mich sehr schnell integriert. Neue Lehrer, neue Lehrpläne, eine neue Klasse. Zu viel Neues vertrage ich einfach nicht auf einmal. Aber durch die freundliche Aufnahme meiner Mitschüler, durch eure Rückendeckung und weil ich ziemlich schnell gemerkt habe, dass an der neuen Schule weit weniger Druck war als auf dem Gymnasium, fiel es mir viel leichter, mich mit diesen vielen Neuheiten anzufreunden. Du kennst mich ja und weißt, dass ich nicht der kontaktfreudigste Mensch der Welt bin. Du hast auch schon gesagt, dass ich das von dir habe, weil du mit dir allein sein kannst, ohne dich unwohl zu fühlen. So geht es mir auch, ich brauche nicht viele Menschen, im Gegenteil, meist bin ich froh, wenn ich meine Ruhe habe. Allerdings weiß ich nicht, ob das mit deiner Geschichte zusammenhängt oder einfach ein Wesensmerkmal von mir ist.

Alles in allem war der Schulwechsel vielleicht das Beste, was mir mit Blick auf die dann folgenden Ereignisse geschehen konnte. Wer weiß, wie das gelaufen wäre, hätte ich auch noch den Stress durch das Gymnasium gehabt. Ich hatte damals schon den Eindruck, dir war es sehr wichtig, dass meine Brüder und ich aufs Gymnasium kommen. Dass du das so beschrieben hast, verwundert mich also kein bisschen. Als es dann darum ging, ob ich dort überhaupt bleiben soll, hatte ich Angst, du wärst von mir enttäuscht, wenn ich es nicht schaffen sollte. Schließlich war dir Bildung immer schon sehr wichtig, das hast du selbst gesagt. Wie du dann aber mit uns umgegangen bist, als wir eben nicht mehr die Spitzenschüler am Gymnasium waren, hat mir den Wechsel wirklich sehr viel leichter gemacht. Ich habe schnell gemerkt, dass du selbst erkannt hast, wie schwer wir es dort hatten, und dass keiner von uns dreien wirklich glücklich war mit dem Druck des achtjährigen Gymnasiums und dem Gefühl, nie genug zu tun, nie genug zu sein. Später habe ich erfahren, dass viele meiner Klassenkameraden ein oder zwei Klassenstufen später auch gewechselt haben, nicht weil sie schlecht gewesen wären, aber weil der Leistungsdruck sie kaputt und depressiv gemacht hat oder zu machen drohte. Insofern bin ich im Nachhinein sehr froh, nicht länger dort zu sein.

Deine Katja

Hallo Katja,

du hast mich in deinem übrigens sehr wertvollen Brief gefragt, wie ich mich gefühlt habe, als ihr mich zum ersten Mal besucht habt. Ganz ehrlich, ich hatte riesiges Muffensausen, weil ich mir überhaupt nicht vorstellen konnte, wie ihr die Umgebung in der Klinik aufnehmen würdet und was ich von euch zu hören bekäme wegen all der Dinge, die ich euch verschwiegen hatte – vor allem meine Depression. Andererseits konnte ich ja selbst nicht glauben, dass ich psychisch krank war und immer noch bin.

Ich vermute, das hängt auch mit der Generation meiner Eltern zusammen. Für die gab es so etwas wie psychische Krankheiten einfach nicht. Dass man damit so gelassen umgehen kann, wie du und ich das jetzt tun, und sogar drüber reden, das konnten meine Eltern sich damals nicht vorstellen. Und das habe ich dann eben für mich verinnerlicht. Psychisch krank, das ist man nicht, dann ist man verrückt, irre und gehört weggesperrt. Und deshalb dachte ich irgendwann, ich bin halt so, da kann man nix machen – aber krank bin ich nicht. Ich gebe zu, manchmal habe ich befürchtet, das ist was Erbliches, und ich gebe euch diese Melancholie weiter. Aber wenn ich so beobachte, wie es uns insgesamt geht, bin ich wieder etwas beruhigter. Dafür musste ich aber in den Kliniken gesagt bekommen, was mit mir los ist und woher diese ganze Melancholie, die ganze Schwarzseherei und meine Ängste kommen. Und deshalb habe ich eben auch Sorge gehabt, wie du das Ganze aufnimmst. Ich wollte auf keinen Fall, dass du mir böse bist oder glaubst, du wärst irgendwie schuld daran. Ich war wirklich froh über unseren schönen Spaziergang über das Klinikgelände bei eurem ersten Besuch und den Kuchen in unserem kleinen Klinikcafé. Das wirkte alles so normal, so alltäglich, dass ich mich für eine kurze Zeit gar nicht wie in einer Klinik gefühlt habe. Aber spätestens in dem Moment, in dem ihr wieder nach Hause gefahren seid, kam alles zurück, und für einen kleinen Augenblick habe ich mich sehr allein und sehr hilflos gefühlt. Oder anders gesagt, der kleine zwölfjährige Uwe hat sich so gefühlt. Denn das habe ich durch meinen Therapeuten gelernt: Wenn mich die Angst überkommt, dann bin das nicht ich als Erwachsener, dann reagieren wieder die Muster, die ich als Kind und Jugendlicher lernte, um mit all dem fertigzuwerden, was ich damals erlebte.

Das ist vermutlich auch einer der Gründe für meine Sorgen, wie die ganze Geschichte sich auf euch ausgewirkt haben mag. Weil ich es immer wieder zu spüren bekam während der ganzen Therapien und der Aufarbeitung meiner eigenen Geschichte, dass eben vieles aus meiner Kindheit mich auch als Erwachsener beeinflusst hat und sicher auch jetzt noch beeinflusst.

Das ist ja das Gemeine. Natürlich war ich froh, euch zu sehen. Aber da waren immer noch meine Depression und die Angststörung, die mich haben das Schlimmste befürchten lassen. Ich habe mir Katastrophen ausgemalt, die passieren würden, wenn ihr da seid. Klar, die sind nicht eingetreten, haben mich aber den ganzen Morgen beschäftigt. Und als ihr weggefahren seid, kamen die Ängste wieder. Die verschwinden nicht, wenn ich gerade etwas Gutes erlebe, die verstecken sich nur, um dann, wenn ich wieder mit mir allein bin, meine Gedanken zu entern und erneut das Schlimmstmögliche als real darzustellen.

Und das Verrückte: Eigentlich habe ich genau durch die

Aktionen, die ich wegen meiner Angst, euch zu verlieren, gemacht habe, letztlich das Risiko vergrößert, euch wirklich zu verlieren. Meine Strenge, die dauernde Gereiztheit. Dass ich viel häufiger ungerecht zu euch war, als mir das lieb sein konnte. Eigentlich will ich nie ungerecht sein, aber ganz lässt sich so was ja nicht vermeiden, auch das habe ich erst lernen müssen. All das muss man erst mal erkennen und verarbeiten. Glaube mir, daran knabbere ich heute noch.

Was den Schulwechsel angeht: Da hatte ich tatsächlich zuerst die dummen Denkmuster meiner Mutter übernommen. Ihr sollt es mal besser haben, aus euch soll mal was werden, bla, bla, bla. Es hat erst des Wechsels von Jan und dann deiner Probleme mit dem Gymnasium bedurft, um zu erkennen, wie falsch ich gehandelt hatte, als ich darauf bestand, ihr alle müsstet nach Möglichkeit aufs Gymnasium. Das war wirklich dumm von mir. Intellektuell hättet ihr das Ganze sicher gepackt, aber ich hätte merken müssen, dass ihr durch meine Verhaltensweisen, vermutlich auch durch meine Krankheit einfach irgendwann aufgehört habt, älter zu werden. Ein Psychologe hat mir bestätigt, dass das bei Kindern von psychisch oder physisch kranken Eltern manchmal passiert. Einfach, weil da das Gefühl besteht, jetzt brauchen meine Mama oder mein Papa Zeit für sich, jetzt sollte ich mal zurückstecken. Dumm nur, dass ich genau das nie wollte. Zumal ich viel früher hätte erkennen müssen, dass das Gymnasium nichts für euch war. Schon als der Rektor seine Schule vorstellte und überbetonte, dass man sehr gute Leistung erwarte, und wer dazu nicht in der Lage sei, habe an seinem Gymnasium nichts verloren, hätte ich über so viel unverschämte Arroganz merken müssen, wo der Hase langläuft. Und bei der Einschulung von jedem von euch kamen die gleichen dummen Sprüche. Erst viel später merkte ich, dass das leider tatsächlich die Philosophie der Schule war und es fast nur um Leistung ging, nicht um euch. Gott sei Dank gab es ein paar Lehrer, die das Schlimmste verhindert haben. Aber ja, ich bereue die Entscheidung von Sibylle und mir nicht, euch da rausgeholt zu haben. Gut, vor allem die Entscheidung eurer Mutter. Warum muss man euch als Kind so mit Arbeit zuschütten, dermaßen unter Druck setzen, wo das die Wirtschaft doch noch früh genug tut? Kind sein dürfen, spielen, Spaß haben, ich glaube, das hätte ich euch gründlich verdorben, hätte ich euch dort auf der Schule gelassen. Dazu seid ihr zu klug, zu empfindsam. Gib zu, manches Mal hast du nicht mitgemacht, nicht aufgepasst, weil es dir dumm erschien oder sinnlos. Das kenne ich nämlich auch von mir. Immer wenn mich etwas interessierte oder ich das Gefühl hatte, als Mensch ernst genommen zu werden, habe ich viel lieber gelernt als unter Druck oder bei Themen, die mich so gar nicht interessiert haben.

Du musst dir das mal vor Augen führen: Wir alle sollen bis siebzig oder wer weiß bis wann arbeiten, aber gleichzeitig jagt man euch als Kinder durch acht Jahre Gymnasium, bildet euch aus, statt euch zu bilden, statt euch Werte jenseits von Leistung und Noten zu vermitteln. Als ihr vom Gymnasium weg wart, hattet ihr plötzlich Zeit für eure Interessen, während eure ehemaligen Klassenkameraden meist zwischen Schule, Vereinen und Lernen kaum noch Freizeit hatten und haben. Ich weiß, es gibt da draußen Menschen, die meinen, ich übertreibe. Doch deine Brüder und du wirktet – völlig unabhängig von meiner Krankheit –, kaum dass ihr die Schule gewechselt hattet, alle viel entspannter und folgtet plötzlich Interessen, für die ihr zuvor überhaupt keine Zeit gehabt hattet. Auch eure Noten wurden schlagartig besser, und selbst die Fächer, die ihr zuvor gehasst hattet, waren plötzlich erträglich. Sogar die Elternabende waren für uns mit einem Mal viel leichter. Schon, weil wir nicht mehr teilgenommen haben, um zu erreichen, dass ihr was leistet, sondern weil wir jetzt sichergehen wollten, dass es euch gut geht. Schule sollte niemals etwas sein, das Ängste auslöst. Aber leider ist es oft genug so. Glaub mir, ich habe schon einige Vorträge gehalten über meine Geschichte, insbesondere an Schulen. Es passiert noch viel zu oft, dass Schülerinnen oder Schüler vor lauter Druck krank werden, sei es physisch oder psychisch. Die sind dann schon kaputt, obwohl sie eigentlich noch Kind sein sollten, obwohl sie eigentlich spielen, Spaß haben sollten. Und dass in so einem Umfeld dann auch Dinge wie Mobbing oder sehr aggressives Verhalten entstehen, dürfte eigentlich niemanden wundern.

Dein Papa

Auf einer neuen Schule

Lieber Papa,

weil wir ja von Ängsten sprachen und viele meiner Ängste sich um die Schule drehten und drehen, schiebe ich mit diesem Brief noch eine kleine Erläuterung nach, wie es mir nach dem Wechsel vom Gymnasium auf die Realschule erging. Schließlich warst du ja gerade in den Kliniken, als ich die ersten Wochen in der Realschule erlebt habe. Deshalb ist es mir jetzt wichtig, dass du weißt, wie ich die Zeit damals verbracht habe und was bei mir so ablief.

Wenn ich so darüber nachdenke, hat mich die Klasse in der Realschule nach dem Wechsel sehr nett empfangen, und ich war zumindest zu Anfang nicht allein in den Pausen. Das änderte sich erst nach und nach, vielleicht auch, weil meine Klassenkameraden dachten, jetzt ist sie integriert, jetzt kann alles wieder normal laufen. Nur bin ich nicht so der kontaktfreudige Typ, wie du ja weißt. Also war ich dann nach einer Weile doch wieder häufiger alleine.

Jan war damals ja der Zweite, der gewechselt hat. Er hat mir erzählt, wie es dazu kam und warum es für ihn noch mal ein ganz anderes Erleben war als für mich.

Auch er kam mit dem Gymnasium nicht zurecht, seine Noten wurden zunehmend schlechter. Rückblickend führt er es auf die vielen Sorgen zurück, die er sich insgesamt machte. Er hat ja gemerkt, dass du irgendwie gereizt warst, und hatte öfter Angst, du und Mama würdet euch irgendwann trennen oder dass er an deiner Gereiztheit schuld sei. Ihm war klar, wie wichtig du die Schule und insbesondere die Noten damals genommen hast. Dadurch konzentrierte er sich viel zu sehr auf die Schule, hatte dauernd Versagensangst und blieb deshalb in der achten Klasse sogar sitzen. Das war für ihn am schlimmsten, der absolute Tiefpunkt.

Als dann von euch der Vorschlag kam, auf die Realschule zu wechseln, weigerte Jan sich erst mal, weil es für ihn bedeutet hätte, total versagt zu haben. Deshalb hat er lieber die achte Klasse wiederholt. Nur änderten sich sein Verhalten und sein Sorgenmachen ja nicht, weshalb die Noten eben so schlecht blieben wie bereits im Vorjahr. Schließlich stimmte Jan dann bereitwillig zu, so wie ich auf die Realschule zu wechseln. Für ihn war das wohl eine Offenbarung. Vor seinem ersten Schultag auf der Realschule waren wir bei deinen Eltern, und Jan kann sich bis heute erinnern, wie glücklich er davon erzählte, dass er jetzt auf die Realschule wechseln würde.

Er hat mir gesagt, dass er gleich am ersten Tag auf der Realschule ein ganz tolles Erlebnis hatte. Und zwar hatte er seine erste Englischstunde, und der Lehrer bestand darauf, dass er einen in dieser Stunde anstehenden Englischtest mitschreibt, der aber nur gewertet werden sollte, wenn Jan besser als mit einer Drei abschneiden würde. Er hat den Test noch am selben Tag zurückbekommen und gleich eine Zwei geschrieben. Letztlich hat Jan dadurch realisiert, dass es einfach nur seine Verkrampftheit war, die ihn behindert hat. Er hat mir erklärt, ihm sei damals bewusst geworden, dass er zu Hause ja sowieso schon viel auf Englisch liest, hört oder ansieht. Weil der Test bei einer schlechten Note nicht gewertet worden wäre, war er auch ganz locker, was mit zum guten Abschneiden beigetragen hat. Durch diesen Erfolg hat er sich dann wieder etwas zugetraut, und ganz ehrlich, auch wenn bei mir nicht alle Noten so viel besser geworden sind wie bei Jan, auch bei mir hat der Wechsel meinem Selbstvertrauen gutgetan. Selbst Marc hat sehr dadurch gewonnen, dass er wechseln durfte.

Wir haben damit vielleicht keinen geradlinigen Weg gewählt, aber einen, den wir alle schaffen, der uns zumindest weniger schwerfällt und außerdem noch Luft zum Atmen und Zeit zum Leben lässt.

Wie gesagt war ich auch auf der Realschule nach einer gewissen Zeit wieder eher die Einzelgängerin. Dennoch fühlte ich mich dort deutlich wohler, was sicher auch an dem geringeren Leistungsdruck lag. Nur allein war ich noch eine ganze Weile.

Immerhin hat mich nach einiger Zeit Julia angesprochen, und wir sind dicke Freunde geworden. Julia ist auch nicht so der Durchschnittstyp, passt aber vielleicht gerade deshalb gut zu mir. Denn dass ich nicht so bin wie die Mehrheit, das weiß ich ja nur zu gut. Ich interessier mich nicht wirklich für modische Klamotten oder Schminken und kann mich sehr für Computer begeistern. Und das ist nur das Offensichtliche. Wirklich kümmern tut es mich aber nicht, anders zu sein. So hatte der Wechsel der Schule auch in dieser Beziehung noch etwas Gutes, denn sonst hätte ich jetzt keine so besondere beste Freundin.

Was ich machen will, wenn ich mit der Schule fertig bin, weiß ich ehrlich gesagt noch überhaupt nicht. Man hat mir zwar geraten, etwas zu wählen, bei dem man Menschen erforscht (ich glaube, denen schwebte Psychologin oder so was vor). Meine Therapeutin ist ja auch wirklich nett, und sie hilft mir sehr, meine Gedanken über mich und meine Zukunft einzuordnen, zu sortieren. Aber was ich nun wirklich tun soll, das liegt für mich noch sehr im Dunkeln. Lediglich, dass ich nach der Realschule an eine weiterführende Schule will, das weiß ich jetzt schon.

Vielleicht hänge ich ja auch noch ein Studium dran. Ich bin einfach nicht so weit, mich auf einen Beruf festlegen zu können.

Denn eigentlich weiß ich, dass ich was kann. Und etwas Neues zu lernen macht mir Spaß. Erinnerst du dich noch an unser gemeinsames Sushi-Zubereiten? Das hat mir damals sehr viel Freude gemacht, obwohl es doch ganz schön kompliziert war. Dabei haben wir ordentlich was verbockt. Wir hatten viel zu viel Reis und haben extra noch frisches Gemüse geschnippelt, damit wir den ganzen Reis verarbeiten konnten. Dass da einiges nicht geklappt hat, hat mir gar nix ausgemacht, war ja aber auch keine Prüfung. Am Ende hatten wir Unmengen Sushi, sodass wir die nächsten Tage immer noch genug zu essen hatten. Die Namen der einzelnen Sorten konnte ich mir nicht merken, aber allein der Versuch, das mal gemeinsam selbst zuzubereiten, war ein kleines, spannendes Abenteuer. Das war ganz anders als die schreckliche Kochprüfung in der Schule, weil der Prüfungsdruck gefehlt hat und du das Ganze nicht so bierernst gesehen hast. Daran habe ich, glaube ich, gemerkt, dass mein Problem oft nicht das ist, was ich tun soll, sondern die Angst, es in einer Prüfungssituation nicht zu können und mich zu blamieren. Ich denke halt immer, das mache ich nicht gut genug, wobei ich es doch gerne richtig machen möchte. Diese Gedanken hatte ich bei unserer gemeinsamen Sushi-Eskapade nicht. Aber da haben wir ja beide etwas ganz Neues probiert, und die Art, wie du da rangegangen bist, hat auch mir die Angst vor etwas Neuem genommen.

Ich denke manchmal, meine Angst hat viel mit »da draußen« zu tun. Hier, zu Hause, habe ich so etwas wie ein Refugium, einen sicheren Ort, an dem ich zwar durchaus ehrgeizig bin und keine Fehler machen will. Der Unterschied liegt darin, dass ich keine schlimmen Konsequenzen befürchten muss, weil ich oft genug erlebt habe, dass Dinge, die ich für furchtbar schlimm hielt, es in euren Augen gar nicht waren.

Irgendwie fehlt mir Vertrauen. Vertrauen in mich selbst,

es schon irgendwie hinzubekommen, Vertrauen darauf, dass nichts Schlimmes passiert, und vor allem Vertrauen, dass andere mich nicht auslachen, wenn ich etwas falsch mache. Sich blamieren ist eine ziemlich große Sache für mich, etwas, das ich unbedingt vermeiden möchte. Das sorgt dann viel zu oft dafür, dass ich Dinge erst gar nicht tue, obwohl ich weiß, dass eigentlich nichts schiefgehen kann.

Deine Katja

Hallo Katja,

zuerst mal finde ich es schön, dass du dich in der neuen Klasse nach dem Wechsel vom Gymnasium wohlfühlst. Auch ich habe das während meiner Schulzeit erlebt. Bis zur zehnten Klasse am Gymnasium war ich in einem Klassenverband, der mich eher wie einen Aussätzigen als wie einen Klassenkameraden behandelt hat. Freunde hatte ich so gut wie gar keine. Ich habe schnell gelernt, mir selbst genug zu sein. Als dann die Oberstufe am Gymnasium kam, wurden die Klassen zusammengelegt und neu aufgeteilt. So landete ich in der Klasse, in der auch der Bruder deiner Mama war. Und plötzlich war ich nicht mehr Außenseiter, sondern Teil der Klasse. Gut, ich durfte damals wegen des fortwährenden Streits mit meiner Mutter in die leer stehende Wohnung meiner Eltern ziehen, die im gleichen Ort war wie das Gymnasium. Bei mir war es nicht wie bei dir der Wechsel einer ganzen Schulform, aber zumindest hat sich das Umfeld sehr verändert.

Dass du so viele Probleme mit dem Gymnasium hattest, lag auf keinen Fall daran, dass du nichts gekonnt hättest. Es war einfach zu viel Druck für dich, und ich denke im Nachhinein, auch viel zu viel falscher Ehrgeiz meinerseits. Ich wollte einfach unbedingt, dass ihr alle später auch studieren könnt. Als ob das Gymnasium der einzige Weg wäre. Heute würde ich das nicht mehr tun, denn was lohnt der ganze schulische Erfolg, wenn man dabei als Mensch zugrunde geht. Ich erfahre immer häufiger von anderen Jugendlichen, dass sie vom Gymnasium wechseln, weil ihnen der Stress zu viel wird. Und mal ganz ehrlich, was da so läuft bezüglich des achtjährigen Gymnasiums und leider auch bei dem Rektor damals, der meinte, er müsse eine Elite heranzüchten ... Hätte ich doch nur früher gemerkt, was für ein Typ Mensch das war.

Immerhin haben wir noch rechtzeitig die Notbremse gezogen und euch alle auf die Realschule wechseln lassen. Gefühlt hattest du es dort von Anfang an leichter, und wie du in deinem Brief schreibst, war das auch wirklich so. Dass es dann nicht viele Freunde sind, die man kennenlernt, ist völlig in Ordnung. Eigentlich kann man sowieso nur ein oder zwei wirklich gute Freunde haben, denn eine Freundschaft verlangt Aufmerksamkeit und Pflege.

Mit Julia hast du, denke ich, wirklich einen Menschen gefunden, der dich so akzeptiert, wie du bist, und der auch in schwierigen Zeiten zu dir steht. Leider hat mir das in meiner Jugend gefehlt, das habe ich alles nie wirklich hinbekommen. Selbst heute fällt es mir schwer, jemanden zu benennen, den ich als meinen Freund bezeichnen würde. Mit Ausnahme von Sibylle, deiner Mama. Die ist für mich wirklich ein echter Ruhepol und Anker. Ich habe noch ein paar alte Freunde, eigentlich meist Freundinnen, weil ich mich komischerweise immer mit den Mädchen meiner Klasse besser verstand als mit den Jungs, die waren mir meist zu grobschlächtig, zu einfach gestrickt.

Aber das hast du ja sicher schon bemerkt. Wenn ich ganz ehrlich bin, genügt mir unsere Familie im Moment völlig, und deshalb kann ich deine Zurückhaltung im Kontakt mit anderen gut verstehen. Man wird leider viel zu oft enttäuscht, wenn man nicht so ist, wie andere das gerne hätten. Du bist etwas Besonderes, und das meine ich sehr positiv. Mittlerweile denke ich bei mir, soll sich doch die Welt an mich anpassen, ich habe mich lange genug an die Welt angepasst.

Nachdem ich mir eine ganze Weile Sorgen um eure Zukunft gemacht habe, vertraue ich jetzt darauf, dass ihr euren Weg schon gehen werdet. Du hast schließlich einige verborgene Talente entdeckt. Jetzt musst du nur deine Angst in den Griff bekommen, was dir mit jeder neuen Herausforderung ganz offensichtlich besser gelingt. Die Prüfungen für den Abschluss der Realschule hast du geschafft, zwar wieder mit dem Muffensausen, das ich aus meiner Schulzeit nur allzu gut kenne. Aber du hast dich der Herausforderung gestellt, und darauf kannst du stolz sein.

Außerdem, glaube mir, mit der Prüfungsangst bist du wahrlich nicht allein. Das haben viele Menschen, sogar Künstler vor ihrem Auftritt. Ein bisschen Angst gehört dazu, sie darf nur nicht die Oberhand gewinnen.

Was jetzt nach der Schule kommt, wird sich erweisen. Auf jeden Fall solltest du auf dein logisches Talent vertrauen und dich nicht von anderen kleinreden lassen. Du kannst sehr viel, hast sehr wertvolle Begabungen, und da wird sich sicher ein Weg ergeben. Das habe ich aus meiner Geschichte gelernt. Zu viele Sorgen um das Morgen bringen nichts, höchstens einen um den Verstand.

Im schlimmsten Fall probierst du etwas aus und merkst, dass es doch nicht das Richtige für dich ist. Ist mir mit dem BWL-Studium passiert. Was habe ich mich da gelangweilt und war von den Themen genervt. Als ich dann zur Computerlinguistik und Künstlichen Intelligenz gewechselt habe und in Osnabrück ein Studium begann, habe ich schon nach wenigen Wochen gemerkt, dass das mein Ding ist. Glaub bloß nicht, alle Menschen wüssten, was sie mit ihrem Leben anfangen wollen. Die meisten machen sich da gar keine Gedanken, suchen sich den nächstbesten Job, der Geld einbringt, und wundern sich dann, wenn sie mit fünfzig zu Hause sitzen und sich fragen, ob das schon alles gewesen sein soll. Ich kann das gut sagen, denn mir ging es ja fast genauso. Dass ich Buchautor werden würde, war zwar ein Jugendtraum, aber auch etwas, das ich für viel zu abwegig hielt. Und jetzt ist dein Papa ein Autor (klingt immer noch ganz schön schräg, gib's zu).

Dass du dich an unser gemeinsames Sushi-Zubereiten so lebhaft erinnerst, wundert mich nicht. Etwas Neues ausprobieren, von dem man geglaubt hat, das würde man nie können, ist immer ein ganz besonderes Abenteuer. Und wenn man das eigenmotiviert tut, fehlt oft eben die Angst, weil es ja außer einem selbst niemanden gibt, der das Endprodukt beurteilen würde, das hast du sehr gut durchschaut. Andererseits ist man ja manchmal sich selbst sein größter Kritiker. Aber wenn man etwas aus eigenem Antrieb lernen will, fällt es deutlich leichter, als wenn man es sich gezwungenermaßen und fremdbestimmt aneignen muss. Deshalb als Tipp: Versuche bei allem, was du lernen musst, einen persönlichen Bezug zu finden, etwas, wofür du das Erlernte nutzen kannst. Da ich ja, wie du weißt, ganz großer Sushi-Fan bin, war es für mich schon lange ein Wunsch, das mal selbst zu probieren. Einmal hatte ich schon mit einem Freund zusammen einen Versuch gestartet, aber das wurden dann riesige »Monster-Sushi«. Als du Interesse am Selbermachen angemeldet hast, war ich gleich Feuer und Flamme. Zumal wir zwei ja die Einzigen in unserer Familie sind, die Sushi mögen.

Glaub mir, es hat mir sehr viel Spaß gemacht, etwas gemeinsam mit dir zu tun. Ich hatte oft das Gefühl, dass ich dich vernachlässigt habe, dass ich nicht oft genug für dich da war, wenn du mich gebraucht hättest.

Andererseits musst du zugeben, ganz so einfach, an dich

heranzukommen, war es dann auch wieder nicht. Du bist eben eher der stille, introvertierte Typ. Aber das ist absolut in Ordnung. Die Umwelt muss sich halt an dich gewöhnen, du darfst nie annehmen, du müsstest dich irgendwie verbiegen, nur um anderen zu gefallen. Was du nicht aus Überzeugung tust, das tu besser erst gar nicht. Sonst beginnst du Masken aufzusetzen, genau wie ich das getan habe.

In den Kliniken war es eine meiner wichtigsten Aufgaben, herauszufinden, was ich getan habe, weil ich es wollte oder Spaß daran hatte, und zu erkennen, welche Masken ich nur anderen zuliebe aufgesetzt hatte. Das waren erschreckend viele, und es dauerte bis zur Reha, bis ich den echten Uwe wieder ausgegraben hatte. Und als ich ihn wiedergefunden hatte, war ich mir nicht sicher, ob er euch gefallen würde. Aber so wie es aussieht, seid ihr ja ganz zufrieden mit dem Papa 2.0, der ich jetzt bin. Und ich spüre deutlich, dass mir das Leben wieder viel mehr Spaß macht als früher. Solche Sushi-Aktionen mit dir, das abendliche Sternegucken mit dem Teleskop, das Teleskop überhaupt, dass ich mich wieder für Dinge interessiere, die ich jahrelang vernachlässigt habe, weil sie ja nicht wichtig schienen … Da lag ich eindeutig falsch, man sollte sich unbedingt etwas bewahren, das einem einfach nur Freude bereitet. Und manchmal passiert es sogar, dass man aus dem, was einem Spaß macht, einen Beruf machen kann. So war das mit mir und den Computern. Dachte ich zumindest. In Wirklichkeit spielte ich da eher wieder auf Sicherheit, statt das zu tun, was mir wirklich Freude bereitete. Malen und Schreiben.

Das war ja »brotlose Kunst«, und durch die Angststörung und die Depressionen war ich schon so verunsichert, dass ich versucht habe, alles doppelt und dreifach abzusichern. Ob ich mit dem Schreiben oder der Malerei erfolgreich geworden wäre, wusste ich nicht. Und statt das Risiko einzugehen und es wenigstens zu versuchen, entschied ich mich für den sicheren Weg »Softwareentwickler«. Dabei leben wir alle nur einmal, und wenn man einen Traum hat, etwas, das man unbedingt tun oder erleben möchte, sollte man es auf gar keinen Fall aufschieben. Einer meiner Lehrer damals hat es so ausgedrückt: »Lernt oder studiert etwas, das euch Freude bereitet. Es wäre fatal, einfach nur irgendeinen Beruf zu ergreifen, den ihr dann verfolgen müsst, weil ihr nicht eurem Herzen gefolgt seid.« Recht hatte er, vor allem, weil es, je länger man in einem Berufszweig steckt, umso schwerer ist, noch mal zu wechseln. Insbesondere weil wir in Deutschland diesen Fetisch haben, dass jemand etwas nur dann kann, wenn er es mit einem offiziellen Dokument, irgendeiner Form von Prüfung beweisen kann.

Was mir immer leidgetan hat und noch heute schwer zu ertragen ist, ist deine Angst vor Prüfungen. Nicht weil ich das nicht verstehen würde, im Gegenteil. Ich hatte früher auch furchtbare Prüfungsangst, und jede Klassenarbeit war für mich der Horror. Ich leide mit, wenn dir schlecht wird, wenn man merkt, wie du am liebsten der ganzen Situation entfliehen würdest. Und zu wissen, dass es vor solchen Situationen kein wirkliches Entkommen gibt, macht es nicht besser. Wie du aber die letzten beiden Prüfungen überstanden hast, auch wenn das mit Übelkeit und Panik einherging, war großartig. Du hast dich der Angst gestellt, und damit hat sie nicht mehr so viel Macht über dich gehabt. Je häufiger du das so machst, umso weniger Angst wirst du haben. Ich habe das gemerkt, als ich während des Studiums immer wieder Referate halten musste. Am Anfang war ich jedes Mal völlig fertig und zitterte und schwitzte. Aber mit jedem Mal, wenn ich vor Menschen sprechen musste, fiel es mir ein wenig leichter.

Gib zu, nach der zweiten Prüfung war es ein klein wenig

leichter, ein bisschen weniger Angst, oder? Ganz wird das nie verschwinden, aber man gewöhnt sich dran, sosehr das nach einer Floskel klingen mag. Haben wir ja schon festgestellt, wie oft die doch stimmen.

Das Leben ist leider nicht vorhersehbar, und wenn ich jetzt zurückblicke auf mittlerweile fünfzig Jahre, dann habe ich mir die allermeiste Zeit Sorgen um Ereignisse oder Themen gemacht, die nie eingetreten sind, und die wirklich schlimmen Erlebnisse habe ich nicht mal im Traum erahnt. Es macht keinen Sinn, sich Sorgen über die Zukunft zu machen, weil man die Zukunft nur in der Gegenwart beeinflussen kann. Indem man versucht, heute glücklich zu leben, wird oft auch die Zukunft besser. Wenn du miesepetrig durchs Leben läufst, wirst du das vermutlich auch in Zukunft tun.

Es gibt da diesen wunderbaren Film »Club der toten Dichter«, in dem das Zitat »Carpe diem« vorkommt, nutze den Tag. Das heißt jetzt nicht, dass man nicht für die Zukunft vorsorgen soll, etwas sparen, sich vorbereiten. Aber nach diesem Schritt sollte man es gut sein lassen und sich auf die Gegenwart konzentrieren.

Überleg doch mal, wie schnell du wieder entspannt warst und deine Ängste vergessen hast, nachdem du die Prüfungen und andere Angstsituationen überstanden hattest. Und jetzt stell dir vor, du hättest dir im Vorfeld erst gar nicht so viele Sorgen gemacht. Dann wärst du vielleicht schon viel gelassener an die Prüfung herangegangen. Mal dir doch mal aus, was das Schlimmste sein könnte, was dir passiert. Du versagst, kriegst vielleicht eine Sechs. Aber waren deine Mutter oder ich jemals böse wegen schlechter Noten? Natürlich ist es nicht schön, schlechte Noten zu haben. Aber warum sollten wir auch noch schimpfen, wo es für dich doch so schon schlimm genug ist? Da ist es wichtiger, dass du weißt, wir mögen dich unabhängig von deinen Leistungen. Weil du ein toller, netter Mensch bist. Weil wir deine Eltern sind. Weil wir dich sehr lieb haben. Und das Leben geht weiter. Auch so eine Floskel, die aber eigentlich wahr ist. Nur weil jemand schlechte Noten schreibt, heißt das noch lange nicht, dass damit sein Leben ruiniert wäre. Es gibt mehr als einen Weg, der eine ist etwas geradliniger, der andere etwas krummer. Sieh dir doch nur deinen großen Bruder an. In der Realschule waren die Noten eher so »na ja«, aber jetzt, auf dem Berufskolleg, kommt ein Einser nach dem anderen. Und das eben auch, weil er jetzt einen Sinn dahinter sieht.

Ich habe früher immer das Gefühl gehabt, nur wenn ich Leistung bringe, wenn ich gute Noten liefere, bin ich etwas wert, werde von meinen Eltern gemocht. Daraus wurde dann nach und nach nicht nur ein Hang zum Perfektionismus, sondern es belastete mich auch, weil ich natürlich annahm, nicht gut genug zu sein. Du hast mich mal gefragt, woher meine Depressionen kommen. Laut meinem Therapeuten waren der Perfektionismus und die mangelnde Zuwendung unabhängig von Leistung Mitverursacher. Wenn man sich immer als schlecht, als Mängelexemplar sieht, dann kann daraus kein gutes Selbstbewusstsein erwachsen. Dann fühlt man sich klein, minderwertig und hat Angst, dass jemand das ganze Vortäuschen durchschaut. Man hat durchaus Talente, Begabungen, schätzt diese aber selbst als wertlos ein. Deshalb sei stolz auf das, was du kannst, auf deinen Hang zur Logik, deine Begabung fürs Schreiben. Das sind alles Talente, die dich auszeichnen und die dir niemand mehr nehmen kann. Denk nicht dauernd an deine Defizite, sondern vor allem an das, was du kannst. Natürlich helfen solche noch so klugen und wahren Worte nicht immer, mit irrationalen Ängsten fertigzuwerden. Auch ich bin da oft beratungsresistent gewesen. Heute versuche ich mir dann auszumalen, was das Schlimmstmögliche ist, das passieren könnte, und stelle sehr oft fest, so schlimm wäre selbst das nicht. Oder wie einer dieser doch sehr wahren Sprüche lautet: »Den Kopf wird man dir nicht abreißen.« Manchmal hilft es auch, darüber nachzudenken, wie sehr einen die aktuelle beängstigende Situation wohl in einem Jahr noch beeinflussen wird. Dann erkennt man meist, wie belanglos die aktuelle Angst eigentlich ist.

Ich habe mir oft Gedanken gemacht, ob ich euch oft genug zur Verfügung stand, wenn ihr mich gebraucht hättet. Manchmal dachte ich, dass ich überhaupt kein guter Papa für euch war. Aber anscheinend konnte ich selbst in meinen dunkelsten Zeiten noch irgendwie für euch da sein. Ich weiß, du hast mir schon mehrmals versichert, dass du trotz allem eine schöne Kindheit hattest. Aber es fällt mir schwer, klarzusehen, was jene Zeit betrifft, bevor uns allen bewusst wurde, dass ich eine Depression habe. Wie genau war ich, als alle noch gemeint haben, das ist nun mal der Papa, so kennen wir ihn? Du meintest, auch mit so einem Papa wie mir hattet ihr eine schöne Kindheit. Vielleicht kann ich es mir nicht wirklich vorstellen. Vielleicht habe ich auch Angst, du möchtest mir nicht wehtun und hältst mit der Wahrheit zurück. Würdest du mir noch einmal sagen, wie du das siehst? War die Zeit vor dem Zwischenfall und der Diagnose schlimm? Hattet ihr Angst vor mir? Habe ich in der Familie gefehlt? Ich habe so viele Fragen an dich, an euch. Vielleicht kann dir ja Jan auch noch ein bisschen von seiner Sicht auf mich als Vater erzählen?

Dein Papa

Du, damals und heute

Lieber Papa,

dass du in meinen Augen ein guter Vater gewesen bist, das habe ich dir ja schon gesagt. Vielleicht ist es am einfachsten, dir den größten Unterschied zwischen damals und heute zu beschreiben, weil ich denke, dadurch kannst du vielleicht besser nachvollziehen, wie es mir, wie es uns mit dir damals ging und heute geht. Wenn ich früher mit dir geredet habe, dann hast du mir manchmal, wie gesagt, nicht wirklich zugehört, oder du hast sehr komische Antworten gegeben. Ich habe mir dabei nie etwas gedacht, doch jetzt weiß ich, warum du so seltsam warst.

Ich finde es nicht schlimm, aber es hat mich damals sehr verwirrt, und ich konnte überhaupt nicht verstehen, warum du so merkwürdig reagiertest. Manchmal, wenn man dir einfach eine Frage gestellt hat, die du schlicht hättest mit Ja oder Nein beantworten können, hast du extra ausführlich geantwortet, aber komplett am Thema vorbei. Hab ich dich zum Beispiel um Hilfe bei einem Problem, insbesondere mit meinem Computer, gebeten, hast du mir erst mal eine nicht wirklich zur Situation passende »Predigt« gehalten.

Du sahst oft so aus, als würdest du über etwas enorm Wichtiges nachdenken, aber verwirrend war es dennoch.

Wir haben trotzdem sehr viele schöne Dinge miteinander erlebt. Die Urlaube waren toll, und auch unsere Besuche in Freizeit- oder Wildparks habe ich immer sehr genossen.

Als du nach der Klinik wieder zu Hause warst, hast du aufmerksamer zugehört, und ab diesem Zeitpunkt konnte man mit dir über sehr viel mehr Dinge reden. Auch die Ausflüge waren noch mal schöner, weil du jetzt viel präsenter warst und auch heute noch bist.

Alles hat auf einmal mehr Spaß gemacht, was schon irgendwie ungewohnt war. Es kommt mir viel intensiver vor, und du bist sehr viel mehr bei uns. Ich war und bin froh, dich als Vater zu haben. Das meine ich im vollen Ernst, und das wirst du noch ein paar Mal von mir lesen.

Ich erlebe insgesamt eine andere Qualität des Zusammenseins, wo du wieder ganz bei dir und damit auch bei uns bist. Jetzt braucht es eher Zeit, bis wir Kinder unsere alten Verhaltensmuster durchbrechen und weniger um dich herumleben. Da musst du etwas Geduld mit uns haben. Zu lange waren wir es gewohnt, dass du zwar bei uns, aber nicht wirklich mit uns gelebt hast, dass du geistig abwesend warst, andere Sorgen, andere Probleme gewälzt hast. Das hat natürlich dazu geführt, dass wir uns in vielen Dingen anders verhalten haben und es noch immer tun. Man baut sich sein Leben eben so, wie es für einen selbst am angenehmsten ist, und arrangiert sich mit den Gegebenheiten. Schließlich musst du ja auch zugeben, dass du lange Zeit das Klischee des Ernährers gespielt hast. Brav zur Arbeit, zu Hause erholen müssen und deine Ruhe haben wollen. Was ja in gewissem Rahmen absolut verständlich ist. Aber genau da liegt das Problem, weil wir nie den Unterschied zwischen »normal erschöpft von einem schweren Arbeitstag« und »erschöpft von den Symptomen deiner Krankheit« gelernt haben. Es war alles nun mal so. Die besseren Seiten müssen wir erst kennen- und verstehen lernen. Vielleicht beschreibt das auch ganz gut, wie deine Krankheit sich früher auf uns ausgewirkt hat. Nicht wirklich viel, da wir es einfach nicht anders kannten. Die eigentliche Herausforderung liegt eher darin, jetzt nicht mehr in alte Muster zu verfallen, die man fälschlicherweise immer noch für normal hält.

Jan hat mir erzählt, dass wir bereits so vier oder fünf Jahre vor deinem Zusammenbruch nach und nach nur noch mit Mama gesprochen haben, als aber auch sie dann oft sehr gereizt gewirkt hat, haben wir wohl tatsächlich kleine Zettel geschrieben, wenn wir etwas wollten. Kein Scherz, hat mir Jan versichert. Das Ganze vor allem, damit wir die Reaktionen von euch nicht direkt mitbekamen, sondern ihr dann zu uns kommen konntet, wenn euch danach war.

Jan hat mir auch erzählt, dass er sich schon sehr über deine Reaktionen wunderte. Er hat mir berichtet, dass du gelegentlich wutentbrannt durch den Ort marschiert bist, wenn andere Kinder ungerecht zu ihm waren, und die dann angebrüllt hast. Es war ja ganz okay, dass du dich für uns eingesetzt hast, aber die Art und Weise war schon sehr seltsam. Andere Eltern haben das Gespräch gesucht, du aber hast dann nur sehr wütend reagiert, was die Lage natürlich nicht wirklich verbessert hat.

Einmal muss es dann aber echt eskaliert sein. Das war wohl auf einer Wanderung unseres Dorfgemeinschaftsvereins, bei der irgendjemand eine Bemerkung zu deinem Smartphone machte, die dich völlig zum Ausrasten brachte. Du marschiertest wutentbrannt nach Hause, und Jan fragte Mama, was denn überhaupt los sei. Sie versuchte, es ihm zu erklären, konnte es aber auch nicht wirklich. Immerhin scheinst du damals selbst gemerkt zu haben, dass etwas nicht stimmte, denn das war wohl der Moment, an dem du zum ersten Mal einen Arzt aufsuchtest, der einen Burn-out diagnostizierte. Du warst dann ein paar Wochen krankgeschrieben, und in der Zeit ging es dir um einiges besser, aber kaum warst du wieder in der Arbeit, merkte man, wie sich die alten Muster wieder einschlichen.

Nach den Kliniken ist es besser, eindeutig. Aber wir alle haben uns als Familie damals verändert, und genau das Gleiche passiert jetzt wieder, mit dem Unterschied, dass wir insgesamt offener, gelassener und freundlicher miteinander umgehen. Nun gut, bis auf ein paar Ausrutscher hin und wieder, die zuerst meist nur Mama gemerkt hat. Mittlerweile erkennst du aber sehr gut selbst, wenn wieder etwas zu eskalieren droht.

Nur wenn dich ein Thema nicht interessiert, dann merkt man dir immer noch sehr schnell an, dass du nicht wirklich zuhörst. Darum überlege ich mir nach wie vor, ob ich dich anspreche, aber eben aus ganz anderen Gründen. Interesse heucheln kannst du nämlich überhaupt nicht. Fesselt dich das Thema, dann kann man stundenlang mit dir darüber reden. Doch wenn uns Kinder dieses Thema nicht so interessiert hat, war es früher verdammt schwer, dir das zu vermitteln. Auch das geht heute besser, ist aber immer noch eine große gedankliche Hürde.

Deine Katja

Hallo Katja,

danke, dass du so offen bist. Dass ich dir nicht die nötige Aufmerksamkeit geschenkt und dir des Öfteren gar nicht wirklich zugehört habe, das tut mir nach wie vor leid. Damit habe ich genau das gemacht, was ich selbst bei anderen Menschen nicht ausstehen kann. Viel zu oft ist es so, dass Leute zwar miteinander sprechen, sich aber gar nicht wirklich zuhören. Dann drehen sich die Gespräche eher darum, dem anderen seine eigenen Ansichten zu vermitteln.

Das war keine böse Absicht, was das Ganze aber nicht entschuldigen soll. Ich war oft in meinen eigenen Gedankenwelten, meinen eigenen Sorgen so gefangen, dass mir alles andere um mich herum völlig entging. Nicht weil ich euch, eure Mutter und eure Gedanken und Probleme nicht ernst genommen hätte. Ihr wart immer sehr wichtig für mich, genau genommen das Wichtigste in meinem Leben. Aber ich hatte so viele sorgenvolle Gedanken, so viel Angst um unsere gemeinsame Zukunft, dass mein Verstand fast ausschließlich mit dieser Angst und diesen Sorgen angefüllt war. Da war schlicht kein Platz für gute Gedanken. »Wenn ich dies im Griff habe oder das endlich erledigt ist, dann wird alles besser« – den Gedanken hatte ich nur zu oft. Dummerweise gab es jedoch immer etwas, was mir Sorgen bereiten konnte und mich beschäftigte.

Natürlich war mir nur allzu oft bewusst, dass diese ganze Sorgenmacherei zu nichts führte außer zu weiteren Problemen. Es gab Momente, da machte ich mir Sorgen darum, dass meine negativen Gedanken sich entsprechend auf euch auswirken würden. Du siehst, es war wie ein Teufelskreis. Je mehr mir klar war, dass all die sorgenvollen Gedanken nichts brachten, umso mehr verfing ich mich darin. Leider ist es oft so, dass erst das negative Denken eine Situation verschlimmert und man genau das kaputtmacht, was man erhalten, schützen will.

Das Verrückte daran, und du weißt ja, mit Verrücktem habe ich so meine Erfahrungen … das Verrückte also war, dass mir oft genug bewusst war, dass diese Gedanken nicht nur nichts brachten, sondern auch falsch waren. Aber da war immer auch die Angst, die mich das Schlimmste annehmen ließ und mich in diesen Gedankenwelten gefangen hielt.

Die Ausflüge, die Unternehmungen waren für mich zumindest ein Weg, euch dennoch etwas Schönes zu bieten. Nur habe ich jetzt gelernt, dass selbst das durch meine Ängste, Sorgen und die gedankliche Abwesenheit entwertet wurde.

Es war, als würde ich die Freude dadurch zu erreichen versuchen, dass ich euch positive Erlebnisse kaufte. Ich muss gespürt haben, dass euch etwas Wichtiges entging, und meine einzige Möglichkeit, das ein wenig auszugleichen, war meiner Meinung nach, euch etwas Besonderes erleben zu lassen. Aber selbst da war ich in Gedanken meist woanders. Das hast nicht nur du bemerkt. Auch eure Mutter hat mir des Öfteren die Leviten gelesen, wenn ich mal wieder merkwürdig reagierte oder mir Sorgen machte, wo es keinen Grund für Sorgen gab.

Zu Beginn gab es noch Phasen, in denen es mir richtig gut ging, aber da warst du noch zu jung, um das bewusst mitbekommen zu haben. Leider wurden diese guten Phasen im Lauf der Zeit auch durch Druck und Sorgen in meinem Job immer größer. Heute weiß ich, dass ich mir oft genug Angst einjagen ließ, wo es gar nicht nötig gewesen wäre. Und dann ging eben das Sorgenkarussell von Neuem los. Diese Sorgen waren noch viel intensiver, weil ich mir beständig Gedanken um mich und um uns alle machte. Wenn euch etwas potenziell bedrohte oder belastete, sah ich es gleich in meiner Verantwortung, etwas zu unternehmen, selbst wenn es Dinge waren, die ihr ganz gut allein in den Griff hättet kriegen können.

Was Jan dir erzählt hat über diese wutentbrannten Reaktionen meinerseits, war viel der Krankheit geschuldet und sicher auch dem Gefühl, nichts wert zu sein und deshalb alles richtig machen zu wollen. Da hat sich in mir dann wohl auch ein überbordender Gerechtigkeitssinn entwickelt. Schließlich spürte ich selbst als Kind viel zu oft, wie es sich anfühlt, ungerecht behandelt zu werden. Auch wenn ich dabei überreagierte, habe ich all diese komischen Verhaltensmuster nur deshalb an den Tag gelegt, weil ihr mir wichtig wart und seid. Nur habe ich halt lernen müssen, angemessen zu reagieren, und das war erst dann wirklich möglich, nachdem die Krankheit klar war. Du kennst ja das Bild vom gejagten Tier, das ich immer wieder bemühe. Ich habe mich in gewissem Sinne wie ein Gejagter gefühlt, der sich mit allen Mitteln gegen die Jäger zur Wehr gesetzt hat. Bis es eben nicht mehr ging.

Heute ist mir klar, dass viele Probleme, die mit meiner damaligen Arbeit zu tun hatten, dem geschuldet sind, dass ich mich nicht für den Beruf entschieden habe, an dem mein Herz hing, sondern viel zu sehr nach Sicherheit suchte. Damals war ich schon sehr gut im Computer-Programmieren, und mir war klar, dass ein solcher Job ein sicheres Gehalt und eine sichere Arbeitsstelle bieten würde. Eigentlich habe ich aber schon bald gemerkt, dass irgendetwas an meiner Leidenschaft für Technik seltsam war. Denn du weißt ja, in Mathe war ich ’ne Niete und bin es eigentlich auch heute noch.

Mit Worten jonglieren, Geschichten erfinden, schreiben, das ist meine Welt. Und dennoch wählte ich den sicheren Pfad, der aber offensichtlich irgendwann einfach zu schwer zu begehen war. Da war mir aber der Rückweg schon versperrt und die letzte Abzweigung in Richtung meiner eigentlichen Wünsche und Vorstellungen mit zu viel »ich muss, ich kann nicht« zugewuchert.

Wenn man beständig Sicherheit braucht, wenn man immer alles im Griff behalten und ja keine Kontrolle abgeben will, dann sind Ängste und Sorgen quasi vorprogrammiert.

Was mich freut, ist, dass du schreibst, nach den Klinikaufenthalten wäre es anders geworden. Das habe ich mir gewünscht, deshalb bin ich freiwillig in die Klinik gegangen. Weil ich selbst nicht mehr wollte, dass das Ganze so weitergeht. Weil ich, und das ist jetzt schon fast lustig, Sorgen hatte, euch zu verlieren. Da habe ich über Jahre hinweg mich so verhalten, dass ich euch durchaus hätte verlieren können, und als ich endlich Hilfe annehme, also etwas tue, was mir und uns allen hilft, hab ich wieder Angst, euch zu verlieren. Ich hab's ja selbst gemerkt, dass ich über manche Familientermine nicht mehr Bescheid wusste oder ihr ganz verwundert reagiert habt, wenn ich mal nach etwas gefragt habe, das ihr mir schon längst erzählt oder erklärt hattet.

Dass du schreibst, ich sei heute anders, es sei heute schöner und ich würde besser zuhören, das tut so gut. Ich werde die Vergangenheit nicht mehr zurückholen können, und die gemachten Fehler lassen sich nicht ungeschehen machen. Ich arbeite daran, die Gegenwart zu genießen und jetzt für dich, deine Brüder und deine Mama da zu sein. Das wird nicht immer so gelingen, wie ich es will oder du es erwartest. Deshalb darfst du mich nach wie vor darauf hinweisen, wenn ich wieder abwesend wirke oder dir nicht richtig zuhöre.

Mein Rat an dich: Mach dir selbst nicht zu viele Gedanken. Ich weiß, das ist leichter geschrieben als getan. Aber vielleicht erinnerst du dich daran, was ich dir im Zusammenhang mit deinen Ängsten gesagt habe: An die Dinge, die wirklich schwierig werden im Leben, denken wir nicht mal im Traum. Und das meiste, über das wir uns Sorgen machen, tritt nicht so schlimm ein, wie wir es uns ausmalen. Außerdem nehmen zu viele Sorgen über die Zukunft dir die Freude am Gegenwärtigen.

Dein Papa

Die Wahrheit. Wirklich?

Lieber Papa,

bevor du uns die Wahrheit erzählt hast, da hatte ich erst mal Angst, dass wir etwas angestellt hätten, worüber ihr verärgert wart. Du hattest damals bereits in die Tagesklinik gewechselt, konntest jetzt abends wieder bei uns sein, und auch die Wochenenden gehörten der ganzen Familie. Als Mama uns an diesem Abend ins Wohnzimmer geholt hat, hab ich mich auf das Schlimmste eingestellt und mir Sorgen gemacht, was jetzt wohl passieren würde. Nicht weil ich Angst vor einer Strafe hatte, aber du weißt ja, wie es um mich bestellt ist, wenn es ums Fehlermachen geht. Mit dieser ängstlichen Grundstimmung ging ich nach unten ins Wohnzimmer und erwartete eine Standpauke. Du wolltest es erst nicht selbst erzählen, aber nach einiger Zeit hast du uns dann doch alles erklärt. Marc und Jan wirkten sehr geschockt, und ich wusste nicht genau, wie ich reagieren sollte.

Ich wusste damals noch nicht viel über psychische Krankheiten, und vor allem wusste ich so gut wie nichts über Suizid und Depression. Solche Themen waren für mich völliges Neuland. Mir schwirrten also sofort jede Menge Fragen durch den Kopf, die ich so schnell wie möglich beantwortet haben wollte. Ab diesem Moment habe ich mich sehr intensiv mit dem Thema psychische Krankheiten beschäftigt und später an diesem Abend nach Informationen im Internet gesucht. Aus Marcs Zimmer hörte ich, wie Jan und Marc über alles sprachen, was du uns erzählt hattest. Sie hatten nicht erwartet, dass ich so wenig emotional reagieren würde. Dabei war ich innerlich aufgewühlt, nach außen hin aber sehr kühl. Aber wie gesagt, ich war so perplex, dass ich als Allerletztes darauf geachtet hätte, wie ich wohl wirken musste. Ich erinnerte mich an den 5. Februar 2015 zurück, den ich nie vergessen werde. Jetzt ergab alles plötzlich viel mehr Sinn.

Eine ganze Weile war ich mit Recherche abgelenkt. Ich wollte einfach verstehen, was dahintersteckt, vielleicht auch, weil mir die rationale Herangehensweise eine gewisse Sicherheit gab. Außerdem war es eine hervorragende Gelegenheit, mich von zu viel Grübeleien über Schuldfragen abzulenken. Letztlich bin ich sehr froh, dass ihr uns eingebunden habt, so hatten wir nicht länger das Gefühl, es gäbe Geheimnisse, oder wir wären plötzlich Störfaktoren, die man über die Wahrheit besser im Dunkeln lässt.

Auch in dem Punkt stelle ich heute wieder fest, wie ähnlich wir uns sind. Laut dem, was Mama mir erzählt hat, warst du früher schon immer jemand, der alles über eine Sache wissen wollte, wenn sie ihm wichtig war.

Wie gut ich das von mir kenne. Wenn mich etwas interessiert, ob nun in der Schule oder privat, dann kann ich mich bis ins kleinste Detail hineinversenken. Mama hat mir von der blöden Geschichte mit dem Verdacht der Internetsucht erzählt. Sie sagte auch, dass sich da wohl dein Betriebsarzt unnötigerweise eingemischt und dadurch deinen Therapeuten in der Tagesklinik auf die falsche Fährte gebracht hätte. Das hätte mir mit anderen Themen sicher auch passieren können. Wir sind nun mal zwei Menschen, die etwas mit Leidenschaft betreiben oder es lieber ganz lassen. Das sehe ich aber nicht als Fehler an. Als schwierig für die Umwelt möglicherweise. Aber das ist dann deren Problem. Richtig?

Deine Katja

Liebe Katja,

glaub mir, das war für mich einer der schwersten Momente überhaupt, als wir euch die ganze Wahrheit sagen wollten. Gut, wir hatten nicht wirklich gelogen, als wir euch die erste Version der Geschichte auftischten: »Papa hat sich überarbeitet und ist zusammengebrochen. Deshalb wird er jetzt im Krankenhaus wieder fit gemacht.«

Die halbe Wahrheit, immerhin. Und ich glaubte tatsächlich, dass ihr euch damit abspeisen lassen würdet. Im Nachhinein ist mir klar, dass die Ausrede so faul war, dass sie einfach ziemlich schnell bei euch auffliegen musste. Damit weiß ich heute, dass wir euch besser gleich reinen Wein eingeschenkt hätten. So war da in euch eine permanente Unsicherheit, dass doch etwas Schlimmes passiert sei. Und genau genommen haben wir damit euer Vertrauen missbraucht. Aber weißt du, es war für mich selbst noch kaum zu begreifen, was ich da tun, was ich euch antun wollte. Das war nicht ich. So war ich nicht, so bin ich nicht.

Das ist etwas, das ich durch die Therapien gelernt habe. Die Depression lässt dich deinen eigenen Wert, deine Bedeutung für das Leben anderer nicht mehr sehen. Natürlich habe ich damals darüber nachgedacht, wie sich mein Suizid auf euch auswirken würde. Aber als es mir so richtig schlecht ging, war ich davon überzeugt, dass ihr zwar trauern würdet, das aber sicher irgendwann vorbeigehen würde und ein neuer Mann und Papa für euch käme, der besser wäre als ich selbst. Das mag für dich heute seltsam klingen. Auch mir selbst erschien der Gedanke schon am nächsten Morgen in der Notaufnahme völlig blödsinnig.

Das ist eines der Symptome einer Depression. Sie macht deine Gedanken und deine Welt so dunkel, dass du keine Hoffnung mehr siehst, dass du dich als Last für alle um dich herum empfindest.

Dann ist der letzte Schritt eben, zu gehen. Ich wollte euch nie im Stich lassen, ich habe da schlicht gedacht, ohne mich seid ihr alle besser dran. Bitte verzeih mir diesen Gedanken, denn er war so falsch. Es bedurfte all der Klinikaufenthalte, um mir überhaupt darüber klar zu werden. Damals habe ich auch mit vielen anderen Patienten gesprochen, sowohl mit Menschen, die selbst unter einer psychischen Krankheit litten, als auch mit solchen, die einen Angehörigen, Partner oder Freund durch einen Suizid verloren hatten. Und die haben selbst darunter gelitten und psychische Probleme bekommen.

Im Rückblick glaube ich, das hat mir die Augen geöffnet, und danach habe ich mir wirklich bereitwillig helfen lassen. Weil ich nie wieder so düstere Gedanken haben will, dass sie mich dazu bringen könnten, euch im Stich lassen zu wollen. Genau so sehe ich das heute: Ich hätte euch im Stich gelassen. Meine Tat hätte nichts besser gemacht. Sie hätte zu einer noch größeren Katastrophe geführt.

Deshalb hoffe ich inständig, ihr habt mir diesen unglaublichen Fehltritt verziehen. Ich habe euch immer geliebt, euch vier, und wollte niemals, dass ihr meinetwegen Schmerz oder Leid empfinden müsst. Nur habe ich mit dem Suizidversuch damals genau das provoziert.

Es war ein einziges Dilemma. Zum Schluss wusste ich überhaupt nicht mehr, was ich noch tun sollte. Stell es dir so vor, als ob du vor einer Gefahr flüchten willst, die auf dich zukommt, aber total gelähmt bist. Du siehst, dass da etwas extrem Schlimmes auf dich zurollt, aber du kannst einfach nicht ausweichen. So ungefähr fühlte ich mich an dem Tag, in dem Moment. Und mein einziger Ausweg schien mir dann, ganz zu gehen. Das war falsch, natürlich. Heute weiß ich das. Genau diese Erkenntnis zu haben und sie auch zu behalten, wenn es mir schlecht geht, war eine der wichtigsten Übungen in den Kliniken und ist es noch immer.

Ich will hier ganz ehrlich sein, solche düsteren suizidalen Gedanken habe ich auch heute noch, ganz selten zwar und nicht so intensiv, doch sie tauchen nach wie vor auf. Aber heute sind sie mein Freund, mein Zeichengeber, der mich ermahnt, wieder mehr auf mich zu achten. Heute erkenne ich durch das Auftauchen dieser Gedanken, dass ich wieder mehr für mich sorgen, Geschwindigkeit und Druck rausnehmen muss. Diese Gedanken sind keine Bedrohung mehr für mich, weil sie keine Macht mehr über mich haben. Sie sind Schatten meines vergangenen Ichs, die manchmal auftauchen, aber eher als mahnendes Signal, nicht mehr als Bedrohung wie damals.

Dein um Verzeihung bittender Papa

Opas Beerdigung

Lieber Papa,

was ich nie vergessen werde, war die Beerdigung von Opa, da ich mich nicht erinnern kann, dass ich dich davor schon einmal so niedergeschlagen erlebt habe. Für mich war es ein sehr bedeutendes Erlebnis. Die Beerdigung war zwar traurig, aber sie war auf eine ganz merkwürdige Art auch schön.

Ich konnte mich dadurch besser von Opa verabschieden und denke ohne große Traurigkeit daran zurück. Mamas Eltern haben sich damals wirklich gut um uns gekümmert und uns getröstet. Für mich war dieser Tag sehr emotional, aber wenn ich mich jetzt wieder daran erinnere, dann finde ich es auch tröstlich, weil man an der Sorgfalt, mit der du die Zeremonie geplant hattest, merkte, wie wichtig dein Vater für dich war.

Außerdem hast du deine Gefühle auch gezeigt, an deinen Reaktionen und den Tränen bei der Trauerrede konnte man ablesen, wie sehr du deinen Vater gemocht hast. Das war ganz anders als bei unserer Oma, deiner Mutter, da wirktest du richtig abwesend. Bei Opa warst du anders, viel emotionaler, und das hat mir geholfen beim Trauern. Man hat gespürt, die Tränen waren echt, die Trauer ehrlich und tief. So seltsam es klingen mag, hat mich das mit dir an diesem Tag auf besondere Art verbunden.

Als wir danach noch zusammensaßen, beim Leichenschmaus (ist, wie ich finde, ein furchtbares Wort), war die Stimmung sehr merkwürdig. Einerseits lustig, andererseits aber auch noch richtig traurig. Ich glaube, damals lernte ich deine Halbschwester zum ersten Mal richtig kennen. Sie war nett, aber man sah ihr an, dass sie Opa sehr vermisste. Ich glaube, der Umstand, dass sie zu eurem gemeinsamen Papa keinen wirklichen Kontakt gehabt hatte, war für deine Schwester eine große Belastung.

Man hat gemerkt, wie es dich berührt hat, wie intensiv du versucht hast, sie zu trösten. Es wirkte beinahe, als ob du dich damit ein wenig von deiner eigenen Trauer ablenken wolltest. Du warst wirklich anders als in den Tagen davor, nicht mehr so abwesend, so streng, viel nahbarer. Und auf eine merkwürdige Art entspannt, als ob sich etwas geklärt hätte. Ich erinnere mich noch, dass deine Halbschwester und du irgendwann verschwunden seid. Ihr wart ganz schön lange weg. Als ihr zurückkamt, waren einige Gäste schon gegangen, es schien aber niemanden wirklich gewundert oder gestört zu haben, dass ihr nicht da wart.

In den Tagen nach der Beerdigung hat man noch gemerkt, wie es dich beschäftigt hat. Immer wenn du zurück in deine ehemalige Heimat gefahren bist, warst du anschließend nachdenklicher.

Auch für uns Kinder war der Abschied von Opa sehr schwer. Er war immer unglaublich freundlich zu uns, hat viel mit uns unternommen. Man hat gemerkt, dass er es sehr genossen hat, uns um sich zu haben. Insofern konnten wir alle sehr gut verstehen, wie du dich gefühlt haben musstest bei dieser Beerdigung.

Nur dein Verhalten bei der Beerdigung deiner Mutter – darauf möchte ich noch mal zurückkommen, denn das war doch ziemlich merkwürdig. So teilnahmslos, so kontrolliert. Als wäre sie gar nicht deine Mutter gewesen. Das hat mich damals sehr verwirrt. Ich konnte nicht einschätzen, wie du dich fühltest. War da wirklich ein so großer Unterschied? Ich weiß, du hast immer wieder angedeutet, dass es zwischen deiner

Mutter und dir Spannungen gab. Aber kann man sich so überwerfen, dass da gar keine Empfindungen mehr sind? Oder hast du die einfach sehr gut vor uns versteckt?

Wir haben deine Mutter immer eher normal erlebt, auch wenn sie manchmal etwas merkwürdige Ansichten hatte. Als sie dann langsam immer dementer wurde, war es mit ihr schon sehr anstrengend. Dann zum Beispiel, wenn sie uns mehrmals immer wieder das Gleiche gefragt hat oder plötzlich nicht mehr wusste, dass wir ihre Enkel sind. Aber insgesamt war sie auch dann noch freundlich zu uns, sie konnte halt nicht mehr wirklich etwas mit uns anfangen. Die Stimmung zwischen dir und deiner Mutter war da ganz anders, immer irgendwie aggressiv, gereizt. Wenn du ihr geantwortet hast, klangst du mehr als einmal ziemlich genervt.

Deine Katja

Liebe Katja,

ja, da hast du recht. Mein Papa war immer sehr wichtig für mich. Erstaunlich, dass du dich auch noch an Omas Beerdigung erinnerst. Damals habe ich gar nix gefühlt. Keine Trauer, keine Wut, nichts. Es war wie eine Aufführung, in der ich nur Statist war, eine vorgegebene Rolle zu spielen hatte. Das war bei deinem Opa, meinem Papa, ganz anders. Auch wenn es eine Zeit gab, in der wir uns gar nicht mehr sahen, weil meine Eltern sich wegen deiner Mutter mit mir verkracht hatten (das musst du dir mal vorstellen – wegen deiner Mama, die ein so toller Mensch ist. Aber das ist eine andere Geschichte, die schreib ich dir später mal). Mein Papa war für mich immer einer der Menschen, die mich zumindest einigermaßen verstanden haben. Und wir hatten eine gemeinsame Leidenschaft für Bücher. Nur durfte er die lange Zeit nicht so richtig ausleben. Ich glaube, ich habe dir ja schon erzählt, dass meine Mutter mich mal ernsthaft fragte, wieso ich mir denn noch ein Buch gekauft hätte. Ich hätte doch schon eins.

Als mein Papa, dein Opa, dann schwer krank wurde, da dachte ich irgendwann, vielleicht bin ja ich daran schuld. Vielleicht ist er wegen mir krank geworden. Damals war ich gerade mal zwölf Jahre alt, hatte von der Grundschule aufs Gymnasium gewechselt und war auch schon ohne die Erkrankung meines Vaters sehr viel mit Nachdenken beschäftigt. Als es dann hieß, er sei schwer erkrankt, bezog ich das gleich irgendwie auf mich. Glaub mir, die genau gleichen

Sorgen hatte ich, kurz nachdem ich in die Klinik eingeliefert worden war, in Bezug auf euch.

Was hab ich euch angetan? Hab ich euch wehgetan? Ich wollte doch ein guter Papa sein, aber die Krankheit hat das eben nicht immer zugelassen. Das habe ich da aber nicht verstanden. Um ganz ehrlich zu sein, habe ich noch heute Probleme damit.

Als mein Papa wieder gesund war, oder zumindest so weit fit, dass er entlassen werden konnte, war ich zwar froh, aber die Schuldgefühle gingen einfach nicht mehr weg. Sie sind bis heute geblieben. Nach dem Tod meiner Mutter suchte er wieder mehr Kontakt zu uns und wollte endlich deine anderen Großeltern, also Mamas Eltern, näher kennenlernen. Da war ich ehrlich gesagt froh. Richtig wütend war ich all die Jahre nie auf ihn gewesen. Vielleicht traurig, dass er wie so oft nicht zu mir gehalten hatte bei den Streitereien mit meiner Mutter, aber dennoch hatte er mich unterstützt und mir anders als meine Mutter immer wieder mal gezeigt, dass er stolz auf mich war. Das hat schon gutgetan, gerade wenn man die ganzen Jahre glaubt, nichts geleistet zu haben.

Ich habe irgendwo mal gelesen, dass Menschen, die in der Kindheit sehr viel Negatives erlebt haben, sei es psychische oder physische Gewalt, das sehr gut durchstehen, wenn sie irgendein positives Vorbild haben. Die Vorbilder waren bei mir zu einem gewissen Teil mein Vater, auf jeden Fall meine Tante und all die vielen Helden in den Romanen, die ich verschlungen habe. Obwohl ich so viel Negatives erlebt habe, war ich immer auf der Seite der Guten. Meine Helden waren Gandalf, Frodo, all die Abenteurer, die für das Gute gekämpft haben. Vielleicht auch deshalb, weil ich mir so einen Helden insgeheim für mich erhofft habe, jemand, der mich aus dem ganzen Drama rettet. Ich konnte mich wirklich völlig in meine geliebten Bücher versenken. Diese Gabe habe ich, wie du ja selbst schon erlebt hast, auch heute noch. Mittlerweile sehe ich das, was ich früher für Fehler, für Hindernisse gehalten habe, in vielen Bereichen eher als eine besondere Gabe: meine unbändige Neugier, die Lust, etwas Neues zu lernen, meine überbordende Fantasie, alles Dinge, die ich früher eher als Manko betrachtet habe. Als ich mit dem Computer begann und dann sogar in einer Computerzeitung ein Artikel von mir erschien, wertete ich das schnell wieder ab und relativierte den Erfolg, auch weil ich wusste, dass meine Eltern das weder verstehen noch gut finden würden.

Hinter meinem Rücken prahlte meine Mutter damals mit den Computerprogrammen, die ich schrieb und verkaufte, als ich gerade mal fünfzehn war. Aber mir hat sie nie gesagt, dass sie stolz war. War ich gut in der Schule, dann hieß es nur, das muss weiter so gehen; hatte ich mal eine schlechte Note, gab es gleich extremen Ärger. Wirkliche Zuneigung oder Liebe habe ich von meiner Mutter nie bekommen.

Deshalb habe ich immer versucht, euch zu zeigen, wie sehr ich euch alle vier liebe. Weil ich immer gespürt habe, wie weh es tut, wenn so was fehlt. Wenn du selbst nie viel Liebe erfahren hast, weißt du, wie schmerzhaft das ist. Deshalb willst du es anderen ersparen, die dir nahestehen.

Immerhin sind meine Halbschwester und ich damals nach der Beerdigung wieder näher zusammengerückt. Ich war Einzelkind; dass ich eine Schwester habe, ein Kind aus der ersten Ehe meines Vaters, habe ich erst mit etwa fünfzehn Jahren realisiert. Und mein Papa hat sie sehr geliebt. Das habe ich gespürt an der Art, wie er mit ihr umging. Aber durch den dauernden Krach, den sie mit meiner Mutter hatte, haben mein Vater und sie sich lange Jahre nicht wiedergesehen. Wir haben mal einen Besuch bei uns arrangiert, da warst du noch ganz klein. Es war schön, aber irgendwie auch merkwürdig. Zumal mein Vater die Kinder seiner Tochter Jahre nicht gesehen hatte und sie damals schon erwachsen waren.

Als sie dann bei der Beerdigung meiner Mutter dabei war, war er trotz all der Trauer froh, wieder Kontakt zu ihr zu haben. Für mich war das alles sehr belastend, weil mir klar wurde, wie viel wir alle verpasst hatten, indem wir mehr mit Streitereien als mit Zuneigung beschäftigt waren.

Deshalb fand ich es so schön, als meine Halbschwester bei der Beerdigung unseres gemeinsamen Vaters da war und etwas Zeit hatte. Wir sind in Opas Wohnung gefahren und haben dort in Erinnerungen geschwelgt. Ich habe meiner Schwester auch angeboten, ein paar Andenken mitzunehmen. Das hat sich dann aber auf eine Pflanze und ein paar seiner Drechselarbeiten beschränkt. Ich glaube, das Verhältnis meiner Halbschwester zu unserem gemeinsamen Vater war noch etwas schwieriger, als es meines schon war.

Mir wurde damals bewusst, wie sehr er mir immer gefehlt hatte, wie sehr ich einen »normalen« Papa gebraucht hätte, der zu mir steht, der mich auch mal gegen falsche Anschuldigungen verteidigt. Deshalb war ich so verängstigt, was bei euch von all den Dingen hängen bleiben würde, die ihr mit mir in der Vergangenheit erlebt hattet. Nein, genau genommen bin ich das auch heute noch immer mal wieder.

Vielleicht ist das aber ganz gut so, um nicht in die Muster zu verfallen, die mich erst so weit gebracht haben. Immerhin bin ich jetzt nicht mehr der, der ich vor diesem fatalen 5. Februar war. Dass ihr zu mir haltet, dass ihr alle immer noch da seid, das hilft mir ungemein.

Ich hatte als Kind immer Angst, irgendwann allein zu sein, war aber gleichzeitig froh, wenn meine Mutter nicht da war. Verwirrend war das, und so fühlte ich mich dann auch. Verwirrt. Am liebsten war es mir, allein mit mir zu sein, aber dabei zu spüren, dass Menschen in meiner Nähe waren. Weil ich zwar Angst vor den Launen meiner Mutter hatte, aber gleichzeitig auch Angst davor, allein gelassen zu werden.

Deshalb habe ich eine Frage an dich. Hast du oder hattest du mal Angst vor mir? Wovor hattest du in der Zeit, als ich krank war, Angst, und wie hast du es geschafft, damit zu leben? Ich kann mich noch an deine Prüfungsangst erinnern, als du etwas kochen solltest, um dafür benotet zu werden. Das war schlimm für mich, weil ich das nachvollziehen konnte, weil ich es fast selbst gespürt habe. Gleichzeitig war da eine große Hilflosigkeit in mir, da mir klar war, dass ich dir diese Angst nicht so einfach nehmen kann. Hatte ja selbst mit vielen Ängsten zu kämpfen. Wenn man weiß, wie sich das anfühlt, möchte man das allen anderen um einen herum ersparen. Angst verändert einen. Angst verschiebt Prioritäten. Wenn man mit Angst leben muss, mit jener intensiven Art von Angst, wie ich sie erlebt habe, dann lebt man nicht mehr für die Zukunft, dann versucht man nur noch, zu überleben. Ich hoffe nicht, dass du jemals so intensive Angst hattest? Wenn doch, dann komm zu mir, und wir denken gemeinsam darüber nach, wie wir uns in Zukunft besser wappnen können. Wir zwei sind uns so ähnlich, lass uns zusammen den Weg aus unseren Ängsten gehen. Ich habe dich als stärker erlebt, als ich es in deinem Alter war, aber auch die stärkste Persönlichkeit zerbricht irgendwann an ihrer Angst. Das möchte ich vermeiden. Vergessen machen kann ich es nicht, das ist mir klar.

Es gibt so vieles, das man nicht mehr zurückdrehen kann. Obwohl ich das nur zu gerne täte. Aber jetzt bin ich wieder da. Jetzt werde ich da sein. Mehr denn je. Ich bleibe realistisch. Ich werde nach wie vor Fehler machen. Aber das gehört zum Leben dazu. Meine Angst, etwas bei euch falsch gemacht zu haben, weicht zwar erst langsam, aber ich lerne nach und nach, dass es nichts bringt, zurückzublicken, denn

Vergangenes lässt sich nicht mehr ändern, man kann daraus höchstens lernen, es in Zukunft besser zu machen.

Was das Verhältnis zu meiner Mutter angeht, hast du sehr genau erkannt, dass ich damals sehr wenig Empfindungen für sie übrig hatte. Das mag jetzt hart klingen, aber meine Mutter hat mir so oft emotional wehgetan, mir so wenig vertraut, mich sogar immer wieder als Lügner dargestellt. Irgendwann habe ich schon aus Selbstschutz versucht, meine Gefühle ihr gegenüber zu kontrollieren und möglichst zurückzuschrauben. Weil mir jeder neue Streit beinahe körperlich wehgetan hat. Wenn man immer wieder verletzt wird, versucht man irgendwann, solche Situationen zu vermeiden. Glaub mir, eine verletzte Seele kann noch viel mehr wehtun als eine körperliche Verletzung. Weil man da kaum etwas dagegen tun kann. So etwas brennt sich ein und kann noch Jahre, ach, was sage ich, Jahrzehnte nachwirken. So wie bei mir. Mit meiner Therapeutin habe ich intensiv bearbeitet, dass viele der Fehlverhalten, die mich in meine Krankheit und eben auch in den Suizidversuch geführt haben, ursprünglich mit meinem extrem gestörten Verhältnis zu meiner Mutter zu tun hatten. Deshalb mache ich mir heute immer wieder Sorgen, wie es auf euch gewirkt haben muss, was ihr mit mir erlebt habt, erleben musstet. Ich hoffe, ich habe euch nicht zu sehr verletzt, habe dir nicht zu viel Leid zugefügt. Wenn dem doch so ist, ich weiß, auch das kann ich nicht mehr zurückdrehen. Aber ich hoffe, all das, was ich in den Kliniken über mich, meine Krankheit, meinen Umgang mit ihr gelernt habe, hilft uns allen in Zukunft, besser, glücklicher, näher beieinander zu sein, füreinander da zu sein.

Dein Papa

Unser beider Angst

Lieber Papa,

was deine Frage bezüglich meiner Ängste angeht: Ich weiß, dass du eine Angststörung hast, du weißt, dass ich auch eine habe. Bei meiner Angst kann ich mich, wenn es ganz schlimm ist, nicht mehr bewegen. Wenn es nicht ganz so dramatisch ist, dann wird mir immer schlecht, und ich fühle mich krank. Ich habe am Anfang wirklich geglaubt, dass ich krank bin, aber jetzt weiß ich, dass dieses Gefühl durch die Angst hervorgerufen wird.

Was mich interessieren würde: Wie zeigt sich deine Angst? Du hast es ja in der Küche erlebt, damals, vor dieser einen wichtigen Prüfung, dass ich vor lauter Angst und Panik am Boden gelegen und mich gar nicht mehr gerührt habe. Ich habe trotzdem zugehört, was du zu mir gesagt hast, aber ich kann es in solchen Situationen leider nicht zeigen. Dann ist es, als wäre ich in einem Kokon, die Umwelt ganz weit weg. Mir ist schon klar, dass du recht hast, wenn du dann mit mir sprichst, mich zu beruhigen versuchst, aber wirklich stoppen kann ich dieses Zurückziehen in meinen Schutzpanzer nicht. Ich bin in solchen Situationen hilflos, aber es tut dennoch gut zu wissen, dass ihr für mich da seid. Glaub mir, für mich ist das nicht schön, so zu empfinden, weil dann immer viele Stimmen auf mich einreden und ich mich nicht dagegen wehren kann. Damit meine ich nicht Mama oder dich, es sind eher die Stimmen meiner Gedanken, die mich alles Schlimme erahnen lassen und mich damit quasi in der Panik halten.

Ich habe durch meine Therapeutin schon sehr viel darüber

gelernt. Sie hat mir ein paar Hilfen an die Hand gegeben, damit es erst gar nicht so weit kommen muss. Sie hat mir auch letzte Woche geholfen bei den Prüfungen.

Am Dienstag hatte ich die letzte Prüfung für den Realschulabschluss und war unfassbar aufgeregt. Am Morgen ging es mir gar nicht gut. Ich hoffte nur, dass alles möglichst schnell vorbeigehen würde. Ich habe wirklich versucht, mich abzulenken, mich zu beruhigen, aber nichts hat dagegen geholfen. Ich hatte auf gar nichts Lust, mir war aber auch klar, dass ich da durchmusste. Zum Glück hatte ich vor der Prüfung einen Termin bei meiner Therapeutin. Auch du, Papa, hast mir sehr geholfen, als du zu mir ins Zimmer gekommen bist und mir Mut zugesprochen hast. Das hat wirklich etwas gebracht und mich wenigstens ein klein wenig gestützt. Es hat so gutgetan zu spüren, dass du hinter mir stehst, mich aufgemuntert hast. Das hat es ein bisschen leichter gemacht.

Damit die Zeit zwischen Therapeutentermin und Prüfung etwas schneller vorbeiging, ist Mama mit mir noch völlig sinnfrei rumgefahren, nur um mich abzulenken. Sobald ich mich nicht mehr allein auf die bedrohliche Situation konzentrieren kann, sobald ich abgelenkt werde, ist die Angst nicht mehr ganz so dominant. Verschwinden will sie aber partout nicht.

Direkt vor der Prüfung war mir so schlecht, dass ich mich mehrfach übergeben musste. Tja, dafür hatte ich nach der Prüfung mächtig Kohldampf. Auch die Tage davor war mir immer wieder übel, was nicht gerade dazu beigetragen hat, dass ich in der Zeit um die Prüfungen herum viel gegessen habe. Mein ganzer Körper war im Alarmmodus.

Du hast mir immer wieder gesagt, dass ich keinen Grund habe, mir diesbezüglich Sorgen zu machen. Leider sind diese Ängste aber merkwürdige Selbstläufer, deren Unnötigkeit ich oft genug selbst durchschaue, die ich aber leider immer noch nicht stoppen kann. Manchmal denke ich, es ist wie mit einem Pferd, das durchgeht. Es gibt da immer einen Punkt, an dem sich alles verselbstständigt. Dann kannst du mir mit noch so guten Ratschlägen kommen. Es hilft nicht mehr, es ist ab dem Moment ein Selbstläufer. Ich bin der Angst bislang hilflos ausgeliefert. Erst durch meine Therapeutin lerne ich nach und nach, sie immer besser zu kontrollieren.

Deine Katja

PS: Ich habe dich sehr lieb.

Liebe Katja,

ich kann gut nachvollziehen, wie viel Angst dir das Ganze gemacht hat. »Nachfühlen« zu schreiben wäre vermessen, weil niemand die Gefühle eines anderen Menschen empfinden kann, aber das weißt du ja. Man kann maximal aus der eigenen Gefühlswelt versuchen nachzuempfinden, wie es sich möglicherweise angefühlt hat.

Angst macht einsam. Weil da immer auch Angst vor den Meinungen anderer über einen mit drinsteckt. Das hat mich an meiner Angst am meisten geärgert. Dass sie genau daraus entstanden ist, was meine Mutter immer für wichtig hielt. Was die anderen Leute denken. Dabei sollte einem das völlig egal sein. Denn was ein anderer wirklich denkt, das kann man nie wissen. Was Menschen einem sagen und was sie denken, ist oft komplett unterschiedlich.

Deshalb wirst du von mir auch keine klugen Ratschläge bekommen, wie du die Ängste loswirst. Denn das ist sehr individuell. Mein Therapeut hat eine ganz schön lange Zeit gebraucht, bis es bei mir nicht mehr so dramatisch war, ich meine Angst wenigstens ein bisschen im Griff hatte. Ich kann dir maximal erzählen, was bei mir geholfen hat, was ich von anderen für Tricks und Kniffe gelernt habe. Ob die dann bei dir fruchten, das gilt es auszuprobieren.

Ja, dein Papa hat auch heute noch oft Angst. Das ist etwas, das viele Menschen haben, eigentlich alle, wer keine Angst hat, der hat ein ganz anderes Problem. Aber zum einen sprechen die wenigsten offen über ihre Ängste, zum anderen sind Ängste in einem vernünftigen Maß eine sinnvolle Einrichtung der Natur. Wer Angst hat, ist aufmerksamer, passt besser auf. Angst schützt vor gefährlichen Situationen. Nur sind wir doch mal ehrlich. Fallen dir viele wirklich gefährliche Situationen ein? Das meiste ist gefühlte Gefahr, aus der man ohne jedweden Schaden rauskommt. Wir machen uns stattdessen viel zu viele Gedanken darüber, was andere von uns denken, wie sie uns sehen, ob wir uns vor ihnen blamieren, und das dann so lange, bis aus Gedanken Sorgen und aus Sorgen die Angst erwachsen ist.

Angst, wenn sie in Panik mündet, nimmt einem einen Teil der Kontrolle über sich selbst. Manch einer hat das Gefühl, gleich an einem Herzinfarkt zu sterben, ein anderer spürt ein Kribbeln in den Armen wie von Tausenden Ameisenbissen. Als ich die Panikattacke vor meinem Suizidversuch bekam, hab ich geschwitzt wie verrückt und wollte nur noch weg. Auf jeden Fall hat man das Gefühl, gerade völlig die Kontrolle über das eigene Empfinden zu verlieren, man ist der Angst ausgeliefert, sie frisst einen irgendwann auf, oder man fühlt das zumindest so. Bei deiner Prüfung am Dienstag war das nicht viel anders. Denn eigentlich wollte ich dir zeigen, dass alles halb so wild ist, dass dir niemand den Kopf abreißt. Dass jeder bei so einer Prüfung Angst hat. Aber ich konnte mich fatalerweise viel zu gut in deine Lage hineinversetzen. Als Kind hatte ich oft Angst vor Situationen, die es eigentlich gar nicht wert waren, ihretwegen Angst zu haben. Aber man hat mir leider nie vermittelt, dass ich trotz gefühlter Gefahren in Sicherheit bin. Normalerweise lernt man aus Gefahren und dem Schutz, den man durch die Familie erfährt, durch die Unterstützung von Freunden und durch das Durchleben der vermeintlichen Gefahr, dass diese meist viel kleiner ist als gedacht. So wie ich das mit meinen Therapeuten herausgefunden habe, war bei mir zu selten jemand da, der mich nach dem Durchleben einer beängstigenden Situation mal getröstet, geschweige denn in den Arm genommen hätte. Ich war oft allein. Die Angst hat mich fast verschlungen, weil niemand da war, der mir zur Seite gestanden hätte. Mein Papa war in der Zeit oft krank, und meine Mama, na, du weißt ja. Dass ich das bei euch auch nicht oft genug getan habe – euch zur Seite stehen, euch trösten, die Angst kleiner, die Gefahr geringer machen –, tut mir wirklich sehr leid.

Das Leben besteht immer wieder aus Situationen, die einen ängstigen, die einem Sorgen machen, das wird dir niemand jemals völlig nehmen können. Das habe ich in meiner Kindheit nicht gelernt und vielleicht auch deshalb nicht an euch in dem Maß weitergeben können, wie ich es wollte. Wie soll ich auch dieses Sicherheitsgefühl vermitteln, wenn ich es selbst nicht besitze? Du warst immer schon viel zu feinfühlig, um auf vorgegaukelte Sicherheit reinzufallen. Deshalb auch immer wieder dieses fruchtlose Auf-dich-Einreden, wenn du in deiner eigenen Angst zu versinken drohtest. Fruchtlos deshalb, weil du sicherlich gespürt hast, dass dein Papa oft selbst nicht an das geglaubt hat, was er dir zu vermitteln versuchte.

Aber was ich dir immer sagen kann: Wir sind da, wir lieben dich. Wir wissen, dass du eine starke Persönlichkeit bist. Und wenn wir einmal nicht mehr da sind, was hoffentlich noch eine ganze Zeit dauern wird: Es gibt immer Hilfe. Zwar muss man sie manchmal lange suchen, aber gerade in der heutigen Gesellschaft gibt es viele Möglichkeiten, an Hilfe zu kommen, wenn man in einer Krise steckt. Der Trick besteht nur darin, diese Hilfe auch anzunehmen.

Viele denken, sie seien schwach, wenn sie sich helfen lassen, haben Angst, sich zu blamieren. Du vermutlich auch. Aber Hilfe zu suchen ist etwas sehr Kluges und ein Zeichen von Stärke. Wer dies tut, kennt seine eigenen Schwächen und Ängste, lässt sich aber nicht von ihnen beherrschen, sondern sucht sich Verbündete gegen die Angst. Wir sind immer deine Verbündeten gegen die Angst.

Mama und ich haben euch alle drei lieb, so wie ihr seid. Mit allen Ängsten, Fehlern, aber auch Talenten, die ihr habt. Solange ihr euch jedoch von den Drohungen, der Angstmacherei anderer beeinflussen lasst und glaubt, ihr wäret nichts wert, weil ihr das eine oder andere nicht könnt, so lange können euch Menschen nur allzu leicht beeinflussen und für ihre Zwecke ausnutzen.

Ich weiß, du ärgerst dich sehr über die ganze Intoleranz im Moment, über das, was gerade in der Politik passiert, wie mit Menschen umgegangen wird. Das alles hat ebenfalls viel mit Angst zu tun. Angst vor Fremden, Angst vor Kontrollverlust, Angst um die Existenz.

Das alles verspürte ich ebenso und habe genau deshalb lange Jahre falsch reagiert, mich ängstigen lassen, Sorge um euch, um eure Mutter, um uns als Familie gehabt. Doch geholfen hat das kein Stück. Geholfen hat es meist, wenn ich es geschafft habe, meine Angst zu besiegen, etwas zu wagen. Als ich mein erstes Studium geschmissen habe und das studiert habe, was mir wirklich am Herzen lag. Als ich meinen ersten Job auch deshalb bekam, weil ich auf Risiko gespielt habe und meine Abschlussarbeit an der Uni nur so gut gemacht habe, dass es für den Abschluss gerade so reichte, weil eben keine Zeit mehr war für eine ausführliche Arbeit.

Im Leben wirst du keine Garantien bekommen, dass etwas funktioniert, dass du erfolgreich sein wirst mit dem, was dir etwas bedeutet, oder jeder dich mögen wird. Gerade in jungen Jahren will man ja insbesondere gemocht werden, sucht Anschluss, weil man sich auch dadurch zu definieren versucht, wer einen mag, wie man bei denen ankommt, die man selbst mag. Es ist eine schwierige Zeit, weil sie immer pendelt zwischen dem Versuch, eine eigene Persönlichkeit zu sein, und dem Wunsch, von anderen gemocht zu werden. Aber das ist gar nicht so wichtig, solange du an dich glaubst. Denn dann ziehst du deinen Wert aus dir selbst, statt dich von den Meinungen und Ansichten anderer abhängig zu machen. Das kannst du auf jeden Fall, bei all den Talenten, der Sensibilität, der Freundlichkeit, die da in dir stecken. Lass die Angst nicht dein Leben beherrschen, du hast an mir auf sehr schlimme Art beobachten können, was dann passieren kann. Diese Gefühle der Angst wünsche ich niemandem.

Was wichtig ist: Du brauchst dir wirklich keine Sorgen mehr um mich zu machen. Dafür war ich all die Zeit in den Kliniken, weil ich eben sicher sein wollte, dass ich nie wieder in eine Situation komme, in der ich im Affekt so blödsinnig handle. Denn mir ist sehr klar, dass ich damit auch neue Ängste bei dir ausgelöst habe. Dafür kann ich mich nur entschuldigen und dafür sorgen, dass dergleichen nie wieder geschieht.

Vielleicht erklärt es sich dir am besten so. Ich wäre beinahe nicht mehr am Leben. Deshalb sehe ich alles, was nach dem Suizidversuch passiert ist, als wunderbare zweite Chance, die ich auf gar keinen Fall wieder hergeben werde.

An dem, was mit dem Buch, mit meinen Vorträgen, meinen Lesungen in den letzten Monaten passiert ist, merkst du vermutlich, dass ich mich verändert habe. Ich habe etwas gefunden, das ich mit Freude mache, etwas, bei dem mich die Angst erstaunlich oft in Ruhe lässt. Auch mein schwarzer Hund Depression hat jetzt eine deutlich kürzere Leine bekommen. Da kann er zwar noch nörgelig daran ziehen, aber ich halte ihn kurz, sodass er nie wieder mein Leben derart bestimmen kann. Wie ich dir ja schon sagte, meine dunklen Phasen habe ich durchaus noch, aber jetzt sind sie mir eher Warnsignal für Selbstfürsorge.

Dein Papa

Die Schule ist geschafft

Lieber Papa,

am Freitag, den Dreizehnten (so cool, dass sie ausgerechnet meinen Lieblingstag ausgesucht haben) habe ich endlich die Realschule hinter mir gelassen und mein Abschlusszeugnis bekommen. Das Ganze war spaßiger, als ich zu Anfang dachte, wenn auch die Vorbereitungen zum Teil sehr nervig und stressig waren. Du weißt ja, welche Klamotten ich so mag. Da was Passendes für die Feier zu bekommen war echt schwierig. Mama und ich sind extra nach Stuttgart gefahren, um vielleicht dort fündig zu werden. Aber glaubst du, da gibt's lange schwarze Kleider, so wie ich sie mir vorgestellt habe? Nachdem wir zwei uns zwischenzeitlich mal ganz schön in die Haare gekriegt haben, haben Mama und ich dann letztlich doch noch was gefunden. Wie du ja gesehen hast, war ich das einzige Mädchen, das nicht in irgendwelchen typischen Kleidern für so einen Anlass aufgetaucht ist.

Lustig war, wie viel eigentlich schiefgelaufen ist, ohne dass jemand was davon gemerkt hat. Allein schon die Klassenfotos waren ein logistischer Kraftakt, denn es sollten alle gleichzeitig drauf und dann auch noch die Augen offen haben (Letzteres war das Schwerste, auch weil manche schon vorab gefeiert hatten). Es war laut. Du weißt ja, wie empfindlich ich da bin. Meine Therapeutin nennt das hypersensibel. Wo andere erst bei 100 Dezibel aufgeben, sind mir schon 70 Dezibel zu laut. Die Musik zu unserem Einmarsch in die Halle war mir definitiv viel zu laut.

Ansonsten lief das Ganze sehr geschmeidig ab, selbst die Übergabe des Zeugnisses ging besser, als ich dachte. Hatte aber auch damit zu tun, dass ich euch im Publikum schnell gefunden hatte und du, Papa, so lustig rumgeturnt bist, um ein paar schöne Bilder von mir zu machen. Als ich dann zu euch nach draußen wollte, wurde es noch mal richtig übel. Zu viele Menschen, zu wenig Platz, zu schlechte Luft. Mir wurde ganz schwummrig, aber letztlich habe ich es dann doch geschafft. Gott sei Dank hast du uns dann ja gleich Apfelsaftschorle zum Anstoßen besorgt.

Das Gefühl, jetzt die Realschule geschafft zu haben, ein Abschlusszeugnis in Händen zu halten, nicht mehr in den Unterricht zu müssen, das hatte schon was. Schließlich haben wir, das war eigentlich das Beste an der ganzen Feierei, zu Hause noch richtig lustig bei Obst und Kindersekt (okay, ihr hattet echten Sekt) gemeinsam im kleinen Kreis zusammengesessen, was mir von Anfang an viel lieber gewesen wäre. Große Menschenmengen finde ich immer nur anstrengend, deshalb möchte ich da so schnell wie möglich weg. Vor allem, wenn die dann auch noch richtig laut sind, dann mache ich dicht, möchte mich so schnellstens so weit wie möglich zurückziehen.

Ich glaube, ich bin einfach noch nicht so weit, ich will schlicht noch nicht »da raus«. Das hat weniger etwas mit Angst zu tun als mit dem Gefühl, es nicht eilig zu haben. Der harte Alltag kommt noch früh genug. Du hast mir jetzt, nach deiner Wandlung, mehr als einmal deutlich gemacht, wie wichtig es ist, nicht nur nach anderer Leute Vorstellungen zu leben, sondern das Leben auch zu genießen. Ich bin gerade mal sechzehn. Soll ich da im Ernst schon einen genauen Plan für meine Zukunft haben? Erst mal muss ich mit mir selbst im Reinen sein, dann kann ich mich um die anderen Aspekte kümmern. Ich finde es schlimm, wie sehr man uns einredet, es müsse alles ganz schnell gehen, wie sehr man uns ausbildet, nur um dann brave Mitarbeiter zu werden. Ganz ehrlich, das hat in meinen Augen noch Zeit.

Deine Katja

Liebe Katja,

zunächst einmal Gratulation zur bestandenen Realschulprüfung. Im englischsprachigen Raum gibt es eine schöne Tradition, dass jemand von außerhalb, möglicherweise jemand, der auch an der entsprechenden Schule oder Hochschule war, eine Abschlussrede hält. Dies also ist meine ganz persönliche Abschlussrede zu deinem Realschulabschluss.

Die W6-Rede

Jeder, der im Laufe seiner schulischen Karriere schon Aufsätze schreiben sollte, kennt die sechs Worte, die mit W beginnen. Wer, wie, was, wo, warum und wann. Worte, die sich in Fragen einbetten lassen. Oder uns einen Weg im Leben weisen können. Es ist kein Zufall, dass auch Wegweisen mit W beginnt.

Hier also meine Weisheiten, mein Wissensschatz, mein Wegweiser in die Welt mit W.

»Wer«

»Wer« ist eine Frage, die man sich immer wieder im Leben stellt. Wer bin ich? Wer will ich sein? Wer ist mir wichtig? Wer darf in mein Leben, darf es beeinflussen und wer nicht? Selbst der Einsiedler, der abgeschieden von der Welt lebt, stellt sich zumindest die Frage, wer er selbst ist.

Und Überraschung, die Antwort ist gar nicht leicht. Denn

viele um dich werden versuchen, dir einzureden, wer du sein sollst. Mitarbeiter, Partner, Freunde. Alle haben ein Bild davon, wer du für diese Rolle sein sollst, wie das korrekte Verhalten ist, was du gut finden sollst und was schlecht.

Dabei ist die wichtigste Frage nach dem »Wer« die mit dem Blick auf sich selbst. Wer bin ich in meinen eigenen Augen? Du wirst lange suchen und dennoch merken, dass es keine eindeutige Antwort gibt. Denn wer du bist, das entscheidest du jeden Tag aufs Neue. Du kannst fast alles sein, wenn du an dich glaubst, wenn du bereit bist, die nötigen Anstrengungen dafür auf dich zu nehmen. Vor allem aber gibt es niemanden, der so genau weiß, wer du sein solltest, sein möchtest wie du selbst. Deshalb sei nicht zu streng mit dir, jeder Tag bietet dir eine neue Chance, dich anders zu definieren, anders zu werden, besser zu werden.

»Wie«

Eines meiner Wörter, die ich die Neugierwörter nenne. Wie geht das? Wie lange dauert das? Wie heißt das? Viele Eltern beklagen, dass Kinder so oft fragen, wie etwas geht. Aber »Wie« ist für mich ein Synonym für Neugier. Ein Zeichen, dass der Geist, der diese Frage stellt, noch nicht abgestumpft ist und etwas lernen will. Ich weiß, dir haben die letzten Jahre Schule viel abverlangt. Dennoch hast du uns gesagt, du möchtest weiter auf die Schule gehen. Du willst also noch mehr verstehen, mehr Wie-Fragen stellen. Erhalte dir das. Wir können gar nicht neugierig genug sein. Vorurteile, Angst vor Fremden, Verschwörungstheorien: All das resultiert daraus, dass Menschen aufhören zu fragen. Wie etwas funktioniert, ist eine Kernfrage zum Verständnis deiner Umwelt, deiner Welt.

Und vielleicht die komplizierteste Frage ist, wie du dein Leben leben sollst. Da muss ich dich aber enttäuschen, auf die Frage habe auch ich keine eindeutige Antwort. Genau genommen frage ich mich das immer noch. Aber vielleicht ist das genau der Punkt. Auf das Wie gibt es keine allgemeingültige Antwort. Aber Wegweiser. Glück, Zufriedenheit, Toleranz. Es gibt einige grundlegende Werte, die dir bei der Frage nach dem Wie als Orientierung dienen können. Vielleicht ist das aber auch die einzige Antwort, dieses Unvermögen, festzulegen, wie ein gutes Leben sein muss. Weil sich das jeden Tag neu definiert. Deshalb keine Angst, wenn du heute noch nicht weißt, wie du in einem, in zehn Jahren leben wirst. Selbst wenn du jetzt eine Antwort zu haben meinst. Sie wird in zehn Jahren vielleicht ganz anders sein.

Wenn du wirklich einen Rat für das Wie des Lebens willst, dann ist es dieser: so, dass du glücklich bist, so, dass dein Herz sich damit wohlfühlt. Denn traurige Herzen gibt es genug, ein glückliches Herz bedeutet auch ein glücklicheres Leben. Wir sollten uns nicht danach richten, was andere für einen guten Lebensweg halten. Wir sollten uns immer bewusst sein: Ein spannender Weg hat Alternativen, Abzweigungen, Beschwerlichkeiten. Manchmal hat er nicht mal ein Ziel. Aber eine schöne Aussicht.

»Was«

Das Wort, das viele mit Besitz in Verbindung bringen und mit Handeln. Was soll ich für einen Beruf ergreifen, was will ich besitzen, was brauche ich und was nicht.

So materiell dieses Wort wirkt, die eigentlich richtige Sichtweise ist eine immaterielle. »Was« heißt heute, wenn es um Besitz geht, möglichst wenig. Versuch, für deine Zukunft Erlebnisse zu planen, an die du dich erinnern wirst, Ereignisse, die sich in dein Herz, in deine Erinnerung einbrennen und positive Gefühle erzeugen. Du weißt nie, was du morgen noch besitzen wirst, vieles, was wir uns heute kaufen, brauchen wir schon ein paar Wochen später nicht mehr. Gegenstände, Materielles verschwindet. Was du in deiner Erinnerung trägst, das verschwindet nicht so schnell. Das kann, so du glücklich lebst und im Alter gesund bleibst, dich bis an dein Lebensende begleiten. So etwas kann man nur von wenigen Dingen und noch weniger Menschen sagen. Deine Erinnerungen sind dein persönlicher Schatz. Hüte sie, mehre sie.

»Wo«
Die Frage nach dem Ort. Dem Ort, der dein Lebensmittelpunkt ist. Hier ist meine Antwort sehr klar. Woanders. Immer wieder. So oft wie möglich. Bleib nicht an einem Ort, sei es physisch oder in deinem Geist. Erlebe Neues, lerne neue Orte kennen, reise. Reise in der Realität, reise aber auch in deiner Fantasie. Genieße das Neue, such es, denn es wird nicht zu dir kommen, du musst dich schon auf den Weg machen. Ich habe lange damit gehadert, aus meinem Geburtsort wegzugehen. Aber als ich dann weit weg studiert habe, hat das mein Leben bereichert, verändert, mich gestärkt. Der Blick wird offener, das Verständnis der Welt, der Menschen tiefer. Reisen macht weltoffen, macht tolerant. Viele, die das Fremde ablehnen, sind nie über die engen Grenzen ihres eigenen Wohnorts und auch des eigenen engen Geistes gekommen, der damit einhergeht.

»Warum«
Dieses Wort sehe ich nicht als etwas, auf das ich dir eine Antwort geben muss. Es ist etwas, dass du immer fragen solltest, egal, was jemand von dir verlangt oder wovon er dich überzeugen will. »Warum« zu fragen ist der Kern, um zu verstehen, ob du jemandem folgen, etwas tun oder lassen solltest.

Selten tut der Mensch etwas uneigennützig, die Wirtschaft schon gar nicht. Fragst du dich, warum es Werbung gibt? Weil sonst viel unnötiger Müll in den Regalen liegen bleiben würde. Werbung verkauft Unzufriedenheit und ein Produkt als Lösung. Warum schüren Politiker Hass gegen Menschen? Weil sie an Macht interessiert sind, nicht weil die Fremden eine große Bedrohung wären. Dabei ist die elementare Schwäche der Politiker ihre Gier nach Macht. Macht korrumpiert, das wollen dir zwar alle möglichen an der Macht befindlichen Menschen ausreden, aber es ist so. Selten habe ich in meinem Leben Probleme mit Menschen gehabt, die genauso viel Macht besaßen wie ich. Wer aber über mich Macht ausüben konnte, der hat es leider ein paar Mal zu oft ausgenutzt, mich zu beeinflussen, mein Denken zu lenken versucht. Darauf reagiere ich allergisch. Was niemand dir nehmen, verbieten oder überwachen kann, sind deine Gedanken. Denke frei, denke tolerant, denke neugierig. Lass niemanden dir sagen, was du zu denken hast.

Die Frage nach dem Warum sollte dir steter Wegweiser sein, damit du nie falschen Vorbildern folgst oder etwas tust, weil »man das eben so macht«. Schon dieser Satz sollte dich sofort zur Klärung des Warum provozieren. Hör nie auf, diese Frage zu stellen. Hätte ich sie früher und öfter gestellt, ich wäre vielleicht nie so tief gestürzt. Viele tun etwas, ohne zu fragen, warum. Sie folgen der Mehrheit, auch wenn die in die völlig falsche Richtung läuft. Ich war immer glücklich darüber, dass du so oft hinterfragt hast, was deine Altersgenossinnen gemacht haben. Du ziehst dich so an, wie es dir gefällt, du interessierst dich für Themen, ganz egal, ob frau das so macht oder nicht. Weiter so. Du bist auf einem guten Weg. Wohin, na, du weißt ja. Keine Ahnung, aber das ist gut so.

»Wann«

Einfache Antwort: jetzt. Mach dir nicht zu viele Sorgen um die Zukunft, traure nicht Vergangenem nach. Was die Zukunft bringen wird, kann dir niemand sagen, auch wenn Wirtschaftswissenschaftler, Wahrsager und Ratgeber dir die Zukunft meinen erklären, darlegen zu müssen. Wer sein gegenwärtiges Handeln von Prognosen für die Zukunft abhängig macht, der fährt auch auf der Straße und blickt in den Rückspiegel, um die Straße vor sich zu sehen. Wir können nur im Jetzt leben. Was morgen kommt, kann völlig überraschend sein. Worüber du dir Sorgen machst, ist oft das, was nie eintritt, während die einschneidenden Ereignisse völlig unerwartet hinter einer Ecke lauern. Der Mensch unterliegt gerne der Illusion, alles sei vorbestimmt. Das ist eine angenehme Vorstellung, befreit sie einen doch von der Verantwortung fürs eigene Leben, die eigenen Entscheidungen. Wenn eh alles Schicksal ist, kann ich ja doch nichts ändern. Einfach gedacht, falsch gedacht.

In vielem sind wir zwei uns sehr ähnlich. Deshalb weiß ich auch, dass vieles von dem, was ich dir rate, du längst weißt. Das macht es aber nicht weniger wichtig und richtig.

Zum Schluss vielleicht der wichtigste Rat mit W. Webe. Ne, Moment, Quatsch, der nun beginnt eben nicht mit einem W.

LEBE!

Warte nicht darauf, dass irgendetwas kommt, das dein Leben gut macht. Dein Leben bietet dir die Chance, jeden einzelnen Moment gut zu sein, wenn du dich ihm zuwendest, wenn du die Kritiker Kritiker sein lässt, statt der Sorgen die Lust am Leben bei dir einziehen lässt. Du bist so, wie du bist, genau richtig, bist einzigartig. Wobei, besser mehr einzig und weniger artig. Gott sei Dank.

Dein Papa,
der immer dann da sein wird, wenn du mich brauchst, und sich dazwischen so unsichtbar wie möglich zu machen gedenkt.

Während ich diesen letzten Satz schreibe, fällt mir auf, dass ich dafür bestimmt Ärger bekomme. Deshalb nun ganz korrekt. Dein Papa UND natürlich auch deine Mama, die … Na, du weißt schon.

Meine Gefühle, deine Gefühle, unsere Gefühle

Lieber Papa,

ich weiß, dass ich nicht sehr viel über meine Gefühle schreibe, aber es ist halt auch so, dass ich nicht mehr weiß, wie ich mich damals eigentlich gefühlt habe, wie ich empfunden habe in den Wochen und Monaten deiner Klinikaufenthalte, als du als Vater nur noch indirekt präsent warst.

Ich weiß nicht, ob ich das verdrängt oder tatsächlich ein so schlechtes Gedächtnis in Bezug auf meine Gefühle habe. Ja, ich gebe mir sehr viel Mühe, aber es ist schwer für mich, über sie zu schreiben. Es ist ja schon schwer, sie überhaupt bewusst zu empfinden, einzuordnen.

Was ich aber wirklich sagen kann, ist, dass ich mich mit dir als meinem Papa sehr wohlfühle. Beschweren kann ich mich wirklich nicht, habe ich doch trotz so mancher Hindernisse eine in meinen Augen und nach meinen Maßstäben schöne Kindheit gehabt.

Ich erinnere mich noch heute gerne daran, wie ich mit meinen Brüdern draußen im Garten gespielt habe, wo wir uns die verrücktesten Geschichten ausgedacht haben.

Auch an die Besuche bei deinem Papa denke ich gern zurück. Wir waren manchmal stundenlang mit ihm in seiner Werkstatt, haben neue Dinge konstruiert und uns von ihm zeigen lassen, wie man mit Werkzeug umgeht, etwas plant, zeichnet und schließlich in Holz Wirklichkeit werden lässt. Keiner der Besuche bei ihm war langweilig. Unsere Oma, deine Mutter, hat sich zumindest uns gegenüber in den allermeisten Situationen sehr freundlich gezeigt. War vielleicht eine der von dir so gut beschriebenen Masken, aber immerhin waren wir durch ihr Verhalten ganz entspannt und konnten die Besuche genießen. Von dem gestörten Verhältnis zu deiner Mutter, das du mir ja schon beschrieben hast, bekam ich zumindest relativ wenig zu spüren. Dass ihr zwei miteinander Probleme hattet, haben wir durchaus gemerkt, aber das war dann eben was zwischen euch. Vielleicht wolltest du uns damit aber auch einfach nicht so belasten und hast es deshalb versteckt.

Auch wenn in unserer Familie manchmal schlechte Stimmung herrschte, man förmlich spürte, dass etwas unter der Oberfläche brodelte, habe ich mich dennoch sehr geborgen, sehr sicher gefühlt. Das mag jetzt irgendwie unlogisch klingen, aber es dreht sich manchmal eben nicht darum, dass alles eitel Sonnenschein ist, sondern auch, ob man trotz Konflikten, trotz schlechter Stimmung ein Grundgefühl des Akzeptiertwerdens hat. Es war oft so, dass wir, wenn es Streit zwischen euch gab, sehr schnell angefangen haben zu weinen (heute irgendwie gar nicht mehr). Das betraf besonders Jan und Marc. Dann haben wir alle versucht, so schnell wie möglich in unsere Zimmer zu kommen, und haben gewartet, bis sich die Lage beruhigt hat. Bevor wir wieder zu euch runtergegangen sind, um uns zu entschuldigen, haben Jan, Marc und ich uns überlegt, was eigentlich der Grund für den Krach war, warum er so eskalierte und wann wohl wieder alles im Lot wäre. Jan hat mir erzählt, dass für ihn insbesondere die Streitigkeiten zwischen dir und ihm sehr schlimm waren. Die sind zwar nicht oft vorgekommen, aber das hat sie für Jan wohl noch viel bedrohlicher gemacht. Er hat Streitereien generell sehr oft auf sich bezogen und dann gleich vermutet, dass er an dem Krach schuld sei. Deshalb haben wir danach immer so lange darüber geredet. Er wollte sich ganz sicher sein, dass zwischen dir und Mama und auch zwischen ihm und euch alles wieder in Ordnung war. Ich erinnere mich, wie sehr es Jan immer beschäftigt hat, wenn er von Klassenkameraden erfuhr, dass ihre Eltern sich trennen würden. Dann war bei ihm sofort die Angst da, ihr könntet das auch tun.

Ein wichtiger Anker für mich waren immer unsere ganzen Haustiere, die Mäuse, die Hasen und unsere drei Katzen. Tiere sind irgendwie ehrlicher als Menschen, du spürst sofort, ob ein Tier dich mag oder nicht. Wenn sich eine unserer Katzen abends zu mir ins Bett gekuschelt hat, war das manchmal ein sehr tröstliches Gefühl, selbst wenn ich gerade traurige Gedanken oder Angst hatte. Das Schnurren oder wie sie um Streicheleinheiten bettelte, waren eine sehr schöne Art, mich von meinen Ängsten zu befreien.

Ich mag Tiere sehr, und dass wir immer tierische Hausgenossen hatten und haben, ist etwas ganz Besonderes. Ein Leben ohne Haustiere kann ich mir einfach nicht mehr vorstellen. Sie haben das Haus mit Leben gefüllt und es zumindest für mich noch behaglicher gemacht.

Natürlich ist es auch sehr cool, wie viel spannende Technik wir haben. Das spricht wahrscheinlich meine logische Seite an. Das Vorhandensein all dieser Gerätschaften hat mir auch viel beigebracht, weil ich mich viel früher als andere Kinder mit Technik beschäftigen konnte, weil es selbstverständlich war, dass ihr da keinen Unterschied zwischen den Jungs und mir gemacht habt. Ich finde es sowieso sehr merkwürdig, dass man in dem Bereich so sehr zwischen Mädchen und Jungen unterscheidet. Habe mir da nie was bei gedacht, nicht mal, wenn Freundinnen oder Klassenkameraden zu Besuch waren. Manche fanden es richtig faszinierend, was ich bereits alles kannte.

Auch bei den Hausaufgaben habt ihr zwei uns immer geholfen. Durch dich habe ich viel über Technik gelernt. Deshalb war ich in der Schule auch bei den Jungs beliebter als bei den Mädchen, vor allem, wenn die Jungs rausgekriegt haben, dass ich eine gute Minecraft-Spielerin bin und manches technische Problem für sie lösen konnte. Auch damit habt ihr, hast du mir sehr in der Schule geholfen. Wenn ich überhaupt etwas sagen kann über meine Gefühle in der Vergangenheit, dann, dass ich zumindest nie das Gefühl hatte, nicht geliebt, nicht gemocht zu werden. Gleichzeitig war da eine große Unsicherheit, weil ich eben nicht wirklich verstehen konnte, was eigentlich mit dir los ist. Es war wie ein Musikstück, bei dem ein Instrument ein ganz klein wenig falsch spielt. Man kann nicht genau sagen, welches Instrument es ist, man merkt nur, dass es etwas schräg klingt. So war das auch mit meinen Gefühlen. Es war eigentlich schön, aber manchmal etwas schräg.

Es ist seltsam. Mit dem, was du mir bereits erzählt hast, kann ich heute einige Verhaltensweisen, einige Ereignisse besser einsortieren. Das ist aber sicher auch meinem Alter geschuldet, damals wäre das alles für mich etwas zu viel gewesen und hätte mich möglicherweise eher verwirrt als beruhigt. Schließlich bin ich wie du und nun mal ein Mensch, der Harmonie braucht – mehr, als man gemeinhin vermuten würde. Zu viele Konflikte, zu viel zwischenmenschlicher Stress tun mir nicht gut, das weiß ich heute. Genau genommen schadet er mir vermutlich weit mehr als manch anderem. Das hat mit meiner Sensibilität zu tun, wie meine Therapeutin immer betont.

Sie sagt mir dann, das sei nichts, was man ändern müsse, aber womit man besser umgehen lernen sollte. Als ob das so einfach wäre. Aber mit der Zeit merke ich schon, dass mich nicht mehr alles so enorm aus der Bahn wirft. Es bringt mich manchmal auf die falsche Fahrspur, aber immer häufiger finde ich dann rechtzeitig zurück.

Deine Katja

Liebe Katja,

das mit den Gefühlen ist für uns beide ein bedeutsames, aber auch schwieriges Thema. Gefühle sind etwas Verwirrendes. Oft ist es schwer zu verstehen, wie man sich in einer bestimmten Situation fühlt. Gefühle sind aber nichts Schlechtes, ganz im Gegenteil – solange sie dich nicht völlig in Besitz nehmen oder dein ganzes Wesen bestimmen. Es ist am besten, man pflegt eine gute Balance zwischen Verstand und Gefühl, zwischen Herz und Hirn. Da dürften dein Talent für Logik und dein manchmal schon beinahe zu scharfer Verstand sehr hilfreich sein.

Sicherheit, sich in seinem Umfeld wohlfühlen, das ist elementar wichtig für ein glückliches Leben. Du solltest dich nie zu sehr an etwas emotional binden, das dich runterzieht, das dir zu oft negative Gefühle beschert. Das mögen Dinge sein, die du meinst, tun zu müssen, oder auch – und das ist weit öfter der Fall – Menschen, die dich runterziehen, die dich mit ihren negativen Gefühlen infizieren. Negatives Denken ist furchtbar ansteckend. Die ganzen Hasstiraden, die Wut, das Misstrauen meiner Mutter wollte ich nie übernehmen, habe es abgelehnt, ja gehasst. Aber genau damit fing das Dilemma an. Ich habe mich damit zu sehr eigenen negativen Empfindungen ausgesetzt. Erst als ich zum ersten Mal verliebt war, als ich die berühmten Schmetterlinge im Bauch hatte, haben sich mir völlig neue Gefühlswelten erschlossen und einige meiner emotionalen Wunden wieder geheilt. Aber man schüttelt negative Empfindungen und Erinnerungen nicht so einfach ab. Der Infekt, der schwelende Herd negativer Gedanken hatte sich schon so sehr in meiner Seele verankert, dass sich oft nach wenigen Wochen zu den positiven Gefühlen des Verliebtseins, des Glücklichseins Misstrauen und Angst gesellten. Liebt sie mich wirklich, meint sie es ernst? Warum will sie heute nicht bei mir sein? Was stört sie an mir, oder hat sie jemand anderen? Gefühle, die viele haben, aber bei mir rumorten sie in einer Intensität, die mich oftmals mitzureißen drohte und zu schlimmen Reaktionen führte. Ich verfolgte den Menschen, den ich doch liebte, vermutete hinter jeder Ecke, jeder Äußerung Betrug oder Verrat.

Es dauerte ziemlich lange, bis ich Menschen etwas mehr vertrauen konnte. Aber erst nach dem Suizidversuch, als eure Mama auch am nächsten Morgen noch zu mir kam, gibt es in meinem Gefühlsleben einen Menschen, dem ich einhundert Prozent vertraue. Wer als Kind durch die eigenen Eltern, die einen doch lieben, behüten und beschützen sollen, so tief verletzt wird, wer spürt, dass er eigentlich mehr Störfaktor ist, der wird misstrauisch. Negative Gefühle können auf Dauer eine ungeheure Macht entwickeln. Sie können dein ganzes Denken und Fühlen vernebeln. Wie ein extrem rationaler Mensch gefühlskalt und verschlossen wirken kann und es oft auch ist, so können dich zu starke, zu extreme Gefühle in einen gefährlichen Strudel reißen, aus dem du dich im schlimmsten Fall nicht mehr befreien kannst. Lange habe ich es geheim gehalten, aber es gab schon mal einen Suizidversuch in meinem Leben. Der war aber weit mehr ein Hilferuf. Rückblickend war es wirklich eher ein letztes theatralisches Aufbäumen als der Wunsch, dem eigenen Leben ein Ende zu setzen. Mein Vater fand mich damals. Nach diesem Schock war meinen Eltern endlich bewusst geworden, wie tief mein Schmerz war, wie sehr ich unter der Situation zu Hause gelitten habe. Ich spürte, dass endlich meine Freiräume größer wurden, die Einflussnahme durch meine Eltern geringer. Nur ganz konnten sie nicht davon lassen. Du weißt, meine Mutter hat immer viel, ja, zu viel Wert darauf gelegt, was die Leute von mir und damit eigentlich von ihr dachten.

Paradoxerweise wurde ich von unserem Umfeld sehr positiv gesehen, galt als freundlich, nahbar und höflich. Das war etwas, das meine Mutter gar nicht einsortieren konnte. War mir dann aber auch egal, schließlich wurde ich volljährig und fing an, mich langsam sowohl physisch als auch emotional von zu Hause zu lösen. Ich begann den Zivildienst nach einem kurzen, ziemlich niederschmetternden Intermezzo als Student der Betriebswirtschaftslehre. BWL, so gar nicht meins.

Als ich dann aber als Zivildienstleistender in einem Altenkrankenhaus in der Nachtschicht arbeitete, war das für mich wie eine Offenbarung. Die Ruhe dort, die Stille nachts. Ich hatte viel Zeit, über mich nachzudenken, das, was mir wichtig war, das, was mein Herz sich wünschte. Vielleicht war es die Stille der Nacht, die mich zum ersten Mal ganz zu mir hat kommen lassen. Ich begann ernsthaft an einer Mappe für die Kunsthochschule zu arbeiten, nahm Mal- und Zeichenunterricht bei einem Kunstmaler und ließ auch sonst sehr viel mehr meine emotionale Seite zu, nachdem ich lange Zeit nur rational zu sein versucht hatte, den Computer als Flucht genutzt hatte vor den Streitereien und den Verletzungen. Damals gelang es mir auch erstmals, mehr Vertrauen in einen Menschen zu haben. Nicht hundert Prozent, aber ich hatte zum ersten Mal eine Beziehung, war verliebt, ließ mich emotional fallen, statt auch hier alles kontrollieren zu wollen, statt mit meinem Misstrauen alles kaputtzumachen.

Das möchte ich auch dir mitgeben. Du wirst verletzt werden, man wird dein Vertrauen missbrauchen, aber es wird auch Menschen geben, die dir mit Liebe, mit offenem Herzen begegnen. Die Ersteren nimm nicht zu ernst, sie haben oft mit eigenen Defiziten zu kämpfen, den Letzteren schenk bitte zumindest einen guten Teil deines Vertrauens. Liebe ist nichts, was sich so einfach kontrollieren oder steuern lässt. Liebe ist ein Erlebnis, ein Abenteuer, manchmal schmerzhaft wie ein tiefer Stich ins Herz, manchmal wunderschön wie ein sonniger Frühlingsmorgen. Nur wenn du das Schlechte akzeptierst, kann auch das Gute in dein Herz. Du darfst aus deinem Herzen niemals die berühmt-berüchtigte Mördergrube machen. Wenn dir jemand nicht wohlgesonnen ist, dann hab keine Skrupel, dich von solchen Menschen zu trennen. Wer dir aber sein Herz, seine Seele öffnet, dem begegne auch du mit offenem Herzen. So entsteht etwas Größeres als du selbst. Liebe ist etwas Wunderschönes, wenn zwei Menschen sie teilen. Dann wird aus zwei Teilen ein Ganzes, aus zwei Seelen eine, und der Lebensweg ist nicht mehr so einsam, sondern man hat einen Begleiter, eine Begleiterin an der Seite, die Gutes wie Schlechtes mit einem teilt. (Oje, das klingt ja wie eine Hochzeitspredigt.)

Ach, noch was. Du schreibst, dass du nicht wirklich gemerkt hast, wie gestört das Verhältnis zu meiner Mutter war, wenn wir eure Großeltern, also meine Eltern besucht haben. Du warst da nicht die Einzige. Ich habe es bewusst vor euch versteckt, weil ich euch nicht belasten wollte, weil mir klar war, dass ihr das komplizierte Verhältnis zu meiner Mutter in eurem Alter ohne das Wissen über meine ganze Lebensgeschichte nicht mal im Ansatz hättet nachvollziehen können. Aber ich wollte euch auch deshalb nicht damit belasten, weil ich mir sicher war, das hätte nicht nur das Verhältnis zwischen euch und meinen Eltern gestört, vielleicht wäre es auch auf mich zurückgefallen.

Außerdem hat meine Mutter bei euch ganz oft Theater gespielt. Sie hätte mich dann sicher das ein oder andere Mal dumm dastehen lassen. Ich wollte nicht, dass sie euch auf ihre eigene, unfaire, manchmal sehr hinterhältige Art gegen mich aufbrachte. Deshalb habe ich Konflikte vermieden, wo es nur ging. Dank meinem Vater, der den Kontakt zu euch auf keinen Fall verlieren wollte, hat auch meine Mutter mehr als einmal gute Miene zum bösen Spiel gemacht.

Dein Papa

Ein Urlaub zum Erinnern

Lieber Papa,

eine Erinnerung habe ich, die wirklich wunderschön ist und die ich immer im Gedächtnis behalten werde. Unser Englandurlaub. Ich freute mich damals sehr darauf, war es doch das erste Mal, dass wir in ein fremdes Land mit einer ganz anderen Sprache reisen würden. Rückblickend war der Urlaub in so vielen Aspekten ganz anders als alle Urlaube davor.

Klar hatte ich auch etwas Angst, wie es wird und wie das mit den Gesprächen mit Fremden funktionieren würde. Ihr habt ja das meiste für uns geklärt. Ihr konntet beide so gut Englisch, dass wir immer durchgekommen sind, dass eigentlich alles geklappt hat und wir Kinder uns auf den Urlaub einlassen konnten, dennoch war ich sehr unsicher, fühlte mich unwohl auf der Fahrt dorthin.

Als wir dann aber auf diesem grandiosen Bauernhof ankamen, wo die Leute so freundlich waren, da ging es mir bald besser. Ich habe mich selten so schnell eingelebt und an einem fremden Ort so wohlgefühlt wie damals auf dem Bauernhof in Sussex. Gut, vielleicht lag es auch am Swimmingpool, den wir benutzen durften, und an dem tollen Cottage, das sich so richtig original englisch angefühlt hat.

Und auch die vielen Tiere waren für mich ein Highlight. Du weißt ja, ich und Tiere. Wie geht dieser Spruch? »Tiere sind die besseren Menschen.« Die Hunde wollten dauernd mit uns spielen – und die Hühner damals, die sich in den Busch verkrümelt hatten, kannst du dich daran noch erinnern?

Auch der Strand war fantastisch, speziell der riesige Sandstrand. Ich weiß gar nicht mehr, ob wir das Ruderboot mitgenommen hatten oder dort gekauft haben. Aber ihr habt uns, natürlich unter euren wachsamen Blicken, auch in den Tümpeln am Strand rudern lassen, die sich bildeten, wenn das Wasser bei Ebbe zurückging. Spannend war die Experimentierfreude, mit der wir uns auf englisches Essen gestürzt haben. Auch wenn viele über die englische Küche lästern, gab es einiges, was ich wirklich sehr lecker fand.

Vor allem, als uns der ältere Herr, der mit seinem Sohn im selben Zug wie wir nach London fuhr, eingeladen hat, ihn in Battle zu besuchen. Weißt du noch, die urige Gaststätte mit dem original englischen Frühstück? Hab zwar wie üblich nur die Hälfte geschafft. Aber ich fand es lecker, und vor allem war der Mann sehr nett, der das für uns zubereitet hat. Außerdem hatten die auch einen tollen Hund.

Auf jeden Fall habe ich den Urlaub sehr genossen. Du warst viel entspannter und sehr selten gereizt, meist wenn das mit dem Fahren im Kreisverkehr mal wieder schieflief. Rückblickend etwas verwirrend, denn wenn ich mich an Mamas Worte erinnere, warst du da doch eigentlich schon viel kränker als jemals zuvor. Aber irgendwas hat dafür gesorgt, dass du da sehr gelassen wurdest, was natürlich für uns als Familie den Urlaub noch mal zu etwas ganz Besonderem gemacht hat. Ein Papa, der fast immer gute Laune hat, sehr praktisch.

Grandios war unser Aufenthalt in London. Wer kann schon von sich behaupten, die Tower Bridge genau dann betreten zu haben, wenn sich die Brücke öffnet?

Klasse war auch unsere Sherlock-Holmes-Tour an die Originalschauplätze. Jetzt weiß ich, dass das mit dem Handheben, damit ein Taxi hält, tatsächlich funktioniert. Es waren so viele neue Eindrücke, die mich aber seltsamerweise gar nicht überfordert haben. Es war im Gegenteil ein echtes, spannendes Abenteuer. Mit Mama und dir habe ich mich trotz fremdem Land und fremder Sprache immer sicher gefühlt. Es war irgendwie komisch. Obwohl dein Suizidversuch nur wenige Monate danach war, hatte ich das Gefühl, du warst damals ganz entspannt, viel lockerer als bei unseren sonstigen Urlauben, wo immer alles passen musste, wo du dich manchmal über Kleinigkeiten aufgeregt hast. In England war davon nichts zu spüren, alles lief sehr stressfrei ab.

So ähnlich ging es mir dieses Jahr bei unserem Urlaub in der Schweiz. Mittlerweile habe ich für mich akzeptiert, dass ich immer schon schüchtern war. Das ist etwas, das ich so schnell nicht loswerden kann. Auch deshalb habe ich vor allem die Tage genossen, an denen ihr oder zumindest Mama und die Jungs unterwegs waren. Da konnte ich dann alleine sein, in dem Bewusstsein, dass ihr etwas macht, das euch Freude bereitet. Während ich in der Ferienwohnung war, konnte ich mich sehr gut entspannen, das war für mich mehr Erholung als jede Wanderung. Meist möchte ich einfach mit mir alleine sein, da reicht es mir völlig, wenn ich weiß, dass Menschen um mich herum sind, aber ich brauche nicht den dauernden Austausch, wie ihn manche für wichtig und allein seligmachend halten.

In einer schönen Umgebung für mich sein zu können ist mir schon Urlaub genug. Lieber ziehe ich allein mit meinem Fotoapparat los oder genieße einfach die Ruhe auf dem Zimmer. Aber das ist ja nicht anders als zu Hause, wo ich meist froh bin, wenn ich meine Ruhe habe.

Wie war das bei dir? Wie hast du denn den Englandurlaub erlebt? Hat es dich sehr gestört, dass ich in der Schweiz dieses Jahr nicht bei all euren Aktionen dabei sein wollte? Das eine Mal hast du mich ganz schön erschreckt, als du so laut geworden bist, weil ich nicht mitwollte, um Mama und meine Brüder abzuholen.

Mir war da nicht klar, dass du eine klare Aussage von mir erwartet hast, deshalb habe ich etwas komisch reagiert, aber du warst offensichtlich auch nicht so gut drauf, wie du wolltest. Gott sei Dank konnten wir das noch am selben Tag klären. Ich mag es nicht, wenn man im Streit schlafen geht. Dann fühle ich mich einfach nicht gut. Mama hat mir erzählt, dass wir uns sehr ähnlich sind in der Art, wie wir Menschen um uns brauchen oder eben nicht brauchen. Glaubst du, wir sind deswegen nicht »richtig«? Das Gefühl hatte ich manchmal schon, wenn alle mich kritisiert haben, aber dann haben Mama oder du mich immer wieder aufgefangen. Ich bin wirklich froh, euch als Eltern zu haben, Mama genauso wie dich.

Deine Katja

Liebe Katja,

du hast recht. Der Englandurlaub war wirklich etwas Besonderes. Dabei bin ich eigentlich gar nicht der Typ für aufwendige Urlaube. Liegt möglicherweise auch daran, dass ich mit meinen Eltern nur zweimal richtig verreist bin, einmal zu den Verwandten meines Vaters in Ungarn und einmal in Österreich. Beides keine Urlaube, an die ich mich exakt zurückerinnere, außer an all die Dinge, die ich mitmachen musste, obwohl ich es überhaupt nicht wollte. Wie du weißt, haben wir ja auch die Schüchternheit gemeinsam, zumindest war ich als Junge eher der schüchterne Typ. Bevor ich jemand Fremdes etwas fragen oder um Hilfe bitten musste, habe ich es lieber gelassen.

Aber schließlich will ich ja auch, dass wir als Familie etwas erleben. Als von euch die Idee kam, mal nach England zu reisen, habe ich das dankend aufgegriffen. Weil man sich als fünfköpfige Familie einen längeren Aufenthalt im Hotel nicht ohne größere Verschuldung leisten kann, habe ich ein Cottage für uns gebucht, also ein kleines Ferienhaus. Alles übers Internet, typisch für mich. Da lag dann auch der Grund für den entspannten Urlaub. Eigentlich habe ich, wie du ja sicher schon erahnt hast, auch im Urlaub gerne alles unter Kontrolle. Das geht aber nun eher schwer, wenn man in ein fremdes Land reist und vorher nichts davon kennt oder mal besichtigt hat. Selbst die Anreise über zwei Tage und mit der Fähre war für mich Neuland. Gut, wir waren schon im Ausland, genau genommen sogar mehrmals, aber nie war dabei eine mehrtägige Anreise nötig, geschweige denn eine Fahrt mit der Fähre oder eine Übernachtung in einer mir völlig unbekannten Ferienwohnung.

So ein Gefühl des Loslassens hatte ich nur einmal zuvor in meinem Leben. Damals war ich auf Einladung eines Freundes mit einer Gruppe nach Griechenland in eine Ferienwohnung gereist, die einer der Teilnehmerinnen gehörte. Lustigerweise hatte mich mein Freund darum gebeten, weil er sonst der einzige Mann gewesen wäre. Du weißt ja, ich konnte mich schon immer besser mit Frauen verständigen, die Jungs am Gymnasium und auch später an der Uni waren mir meist zu oberflächlich. Diese Reise bedingte meinen allerersten Flug über eine längere Strecke. Noch bis zum Flughafen fühlte ich mich aufgeregt, nervös, dachte darüber nach, ob es denn wirklich eine so gute Idee gewesen sei, mitzufahren. Aber als wir dann am Flughafen angekommen waren, war plötzlich alles in mir ruhig, entspannt und gelassen. So gelassen, wie ich es in meinem ganzen Leben noch nie gekannt und danach erst wieder bei unserem Englandurlaub erlebt habe. Vielleicht, weil ich komplett die Kontrolle abgeben musste und keinerlei Einfluss auf das weitere Geschehen hatte. Mir blieb damals in Griechenland genau wie bei unserem Englandurlaub nichts weiter übrig, als die Dinge laufen zu lassen.

Vermutlich war der Urlaub auch deshalb so besonders, konnten wir so viele tolle Sachen erleben, weil ich eben nicht alles unter Kontrolle hatte, haben konnte, haben wollte. Auf jeden Fall hatten wir dort viel Spaß, auf den Spuren von Sherlock Holmes, im Tower und auch auf dem schönen Bauernhof in Sussex. Ja, ich habe den Urlaub genossen, meine Psychiaterin hatte mir damals verordnet, meine Tabletten abzusetzen. Damit es möglichst einfach ginge, meinte sie, wäre der gemeinsame Urlaub genau das Richtige. Nun ja, was den Urlaub anging, da hatte sie recht. Aber als wir dann aus dem Urlaub zurückgekommen sind, bin ich wieder abgestürzt. Hast du das eigentlich bemerkt? Es ging dann ja sehr schnell, genau genommen hat es nur zwei Monate gedauert, bis ich wieder tief im schwarzen Loch meiner Ängste und der Depression war. Dass ich dann aber so tief fallen würde, damit konnte niemand rechnen.

Auch wenn das, was folgte, eher ein Drama war, so erinnere ich mich immer gerne an den Urlaub in England zurück. Auch, weil wir ihn zumindest in dieser einen Woche als sehr glückliche Familie erlebt haben. Das habe ich mir davon mitgenommen für die weiteren Urlaube und Aktivitäten. Je mehr Kontrolle ich über etwas behalten will, umso größer ist zumindest bei mir die Wahrscheinlichkeit, dass es dann erst recht schiefgeht. Das ist eine sehr schmerzhafte, aber für mich wichtige Erkenntnis. Denn normalerweise kann ich es überhaupt nicht ertragen, über irgendetwas, das mir wichtig ist, die Kontrolle abzugeben. Vielleicht auch deshalb, weil ich das als Kind ein paar Mal gemacht habe und danach das reparieren durfte, was meine Mutter für mich kaputtgemacht hatte, weil sie natürlich immer besser wusste als ich, wie etwas zu laufen hatte. Ich war ja nur das dumme Kind, das sie zwar auf die Fehler hinweisen konnte, letztlich dafür aber nur Vorwürfe von Undankbarkeit und Besserwisserei erntete und deshalb irgendwann beschloss: Hey, auf die anderen kann ich mich sowieso nicht verlassen, also sorge ich lieber selbst dafür, dass die Dinge richtig laufen. Dummerweise habe ich es sehr oft geschafft, dass Dinge, die ich alleine geregelt hatte, besser funktionierten als die, bei denen meine Mutter meinte, sich einmischen zu müssen. Immer wenn ich entschieden habe, wie etwas zu laufen habe, hat es funktioniert; habe ich Verantwortung abgegeben, war meistens mit Problemen zu rechnen. Ich kann schwer sagen, ob das an mir lag oder jenen, denen ich vertraut habe. Aber leider hat mich das über Jahre in meinem Misstrauen gestärkt und mein Vertrauen in andere Menschen nachhaltig gestört.

Manchmal habe ich auch bei dir den Eindruck, so richtig vertraust du niemandem. Ein gesundes Misstrauen ist ja gar nicht verkehrt. Aber glaub mir, im Nachhinein waren neben den schwierigen Momenten eben diese Augenblicke die schönsten, an denen ich mich habe fallen lassen und einfach mal nur vertraut habe. Nur habe ich das mit meinem damaligen Schwarz-Weiß-Denken nicht erkannt, sondern mich immer nur auf die Situationen konzentriert, an denen es nicht so gut lief. Damit habe ich in der Vergangenheit nicht mal eurer Mutter hundertprozentig vertraut. Erst als es zu dem Suizidversuch kam, sie aber dennoch zu mir gestanden hat, da konnte ich ihr zum ersten Mal volles Vertrauen schenken, wie ich dir ja schon geschrieben habe. Vermutlich hatte ich davor zu viel Angst, wieder enttäuscht zu werden. Oder jemand anderen zu enttäuschen. Denn ich wollte immer, dass ihr glücklich seid, möglicherweise auch gerade deshalb, weil ich selbst zu viel, quasi eine Überdosis Unglücklichsein abbekommen hatte. Wer am eigenen Leib erlebt hat, wie schmerzhaft tiefe Enttäuschung ist, der versucht dies nicht nur für sich selbst zu vermeiden, sondern auch bei allen Menschen, die ihm wichtig sind.

Ich hoffe, du spürst, ich hoffe, ihr alle spürt, dass ich euch vertraue, dass ich nicht unter Kontrolle haben will, wie euer Leben verläuft. Denn ihr selbst sollt entscheiden dürfen, wie ihr eure Zukunft gestalten wollt. Wir sind aber auf jeden Fall »richtig«, wie du so treffend schreibst. Es gibt eben Menschen, die brauchen viel Kontakt zu anderen, die sind extrovertiert, und solche wie uns, die eher introvertiert sind, mehr mit sich allein sein wollen. Beides ist völlig in Ordnung. Auch alle Variationen dazwischen sind gut und wichtig. Ich glaube, eine Welt, in der alle der gleiche Typ wären, wäre doch eher langweilig. Gerade die Mischung macht's, und introvertiert zu sein hat nichts mit Schüchternheit zu tun. Es ist eher ein Lebensstil, den man nur manchmal gegen die lauteren Extrovertierten verteidigen muss.

Wir lassen uns viel zu häufig einreden, es gäbe nur einen richtigen Weg, wir wären unzulänglich, falsch, faul, wenn wir diesen nicht wählen würden. Dabei ist es oft einfach klug, nicht jeden Druck auszuhalten, nur weil jemand behauptet, das müsse so sein, und nicht jeden Weg mitzugehen, nur weil die Mehrheit ihn geht. Die Geschichte hat mehr als einmal gezeigt, wie schlimm es enden kann, wenn man der Mehrheitsmeinung folgt. Denn nur weil die Mehrheit es glaubt, ist es noch lange nicht richtig. Manchmal ist es lediglich der einfachere Weg, falsch zwar, aber eben einfach.

Damit schließt sich auch der Kreis. Gerade ertappe ich mich nämlich bei der Erkenntnis, dass meine schönsten Erlebnisse, meine Momente, die mein Leben nachhaltig zum Besseren verändert haben, genau die waren, bei denen ich keine Kontrolle über Ablauf oder Ausgang einer Situation hatte.

Der Spruch »Das wird schon werden« vereinfacht wie so viele Lebensweisheiten ungemein, klingt nach übertriebenem Optimismus, trägt aber einen wahren Kern in sich. Vielleicht sollte man ihn ergänzen, etwa so: »Das wird schon werden, aber wahrscheinlich oft anders, als man denkt.« So war das in der Schweiz ab dem Moment, als ich aufgehört habe, dauernd beweisen zu wollen, dass ich die ganzen Wanderungen auch schaffe, als ich nicht mehr versucht habe, partout immer etwas für uns alle gemeinsam zu organisieren. Ich bin einfach nicht der »Bergwandertyp«, schon gar nicht, wenn es an steilen Abhängen entlanggeht. Dann kommt meine Höhenangst in vollem Maß durch. Es war dumm von mir, dir oder Mama oder den Jungs etwas beweisen zu wollen. Aber ich wollte euch eben nicht enttäuschen. Ich weiß, eine Floskel, aber gerade das, was die ersten Tage passiert ist mit meinem übertriebenen Ehrgeiz, war mir eine Lehre.

Okay, ja, auch dass ich dich dazu bringen wollte, mitzufahren, als ich Mama und die Jungs von einer längeren Wanderung abholte, war so nicht richtig. Das hätte mir auffallen sollen. Schließlich, da hat Mama völlig recht, sind wir uns in unserer Sozialisation sehr ähnlich. Wir beide brauchen nicht viel Kontakt, wir beide können Zeiten alleine genießen. Aber wir haben auch immer das Gefühl, dass da etwas nicht ganz richtig ist. Ist Blödsinn, aber wenn einem die Umwelt dauernd vermittelt, man müsse kontaktfreudig und extrovertiert sein, haben wir introvertierten Menschen es eben nicht leicht. Auch ich genieße es, tagelang allein zu sein, nur ab und zu jemanden zu treffen. Und wenn ihr um mich seid, bin ich völlig zufrieden und glücklich. Aber das ist eben verwirrend für unser beider Umfeld. Möglicherweise empfinden es manche als Ablehnung, während wir einfach nur unsere Ruhe wollen.

Kaum dass ich losgelassen habe, kaum dass ich nicht mehr alles unter Kontrolle haben wollte, wurde auch der Urlaub in der Schweiz sehr locker. Nur die Rückfahrt hat dich, glaube ich, sehr angestrengt, weil du hinten so eng mit den Jungs sitzen musstest, die das noch nicht so ganz verstehen, dass du engen Kontakt mit anderen Menschen nicht magst. Bei mir nannten die Therapeuten das Agoraphobie, also Angst vor großen Menschenansammlungen. Ich fand das als pathologische Diagnose immer schon doof. Ich würde eher sagen, so bin ich, so sind wir halt. Wenn die Welt das nicht akzeptieren will, wenn es niemand verstehen will, ist das deren Problem, nicht unseres.

Das ist zwar eine schwierige Erkenntnis und vermutlich

noch problematischer im Alltag zu realisieren. Aber genau der Wunsch, meinem Umfeld immer gerecht zu werden, hat mich erst in den Suizidversuch geführt und dann in die Psychiatrie gebracht. Jeder Mensch ist ein Individuum mit ganz persönlichen Wünschen, ganz eigenen Ideen. Den goldenen Weg der Erkenntnis, der für alle gleichermaßen gilt, gibt es nicht. Wenn du dein Glück davon abhängig machst, wie andere dich sehen, was andere von dir denken, dann wirst du auf Dauer nur unglücklich sein. Ich kann es bestätigen, denn ich habe den Fehler jahrelang begangen. Du weißt, ich bin leidenschaftlicher Wissenschaftler, und im Gegensatz zu so manchen Verschwörungstheoretikern nehme ich die Gesetze der Natur als gegeben an. Auch wenn man sämtliche wissenschaftlichen Bücher verbrennen würde, es würde sie alle im Laufe der Jahre wieder geben, weil die physikalischen Naturgesetze eben feststehen und nicht diskutierbar sind. Anders ist das aber für die Psyche, für den menschlichen Geist. Wir sind noch sehr weit davon entfernt, wirklich zu verstehen, wie der Verstand funktioniert, ich habe das studiert. Ich kenne die Defizite auch noch der heutigen Forschung. Damit kommt es einem sehr verminten Feld nahe, eine Definition von »normal« zu liefern. Was ist normal, was ist psychisch krank? Sicher gibt es einige psychische Erkrankungen, die das Leben des Betroffenen schwer einschränken. Aber es gibt eine große Grauzone, in der es eben nicht klar ist, ob eine psychische Abnormalität gleich eine Krankheit und/oder eine Gefahr ist. Bis vor Kurzem hielt man alle Menschen mit der Diagnose »Autismus« für nicht alleine lebensfähig. Erst die jüngste Forschung zeichnet da ein ganz anderes Bild. In den Kliniken habe ich mit so vielen tollen, intelligenten, sensiblen Menschen gesprochen, deren einziges wirkliches Problem war, dass sie mit dem Wahnsinn außerhalb der Klinikmauern nicht mehr zurechtkamen.

Du erinnerst dich sicher noch an die Worte deiner Psychiaterin, die ja erkannte, dass du gut bist, wie du bist, und dass wir vielmehr Strategien entwickeln müssen, wie du mit den Menschen besser zurechtkommst, die eben nicht verständig sind, nicht Rücksicht auf andere nehmen, sondern sich für den Nabel der Welt halten.

Glaub mir, so wie du bist, bist du goldrichtig. Ein ganz besonderer Mensch.

Dein Papa

Mein Werk und Mamas Beitrag

Lieber Papa,

weil ich das Gefühl habe, dass auch einige Missverständnisse zwischen Mama und dir bestanden haben, habe ich Mama gebeten, den Urlaub in der Schweiz aus ihrer Sicht zu bewerten. Vieles habe ich geahnt, aber einige Aspekte von Mamas Sicht fand ich dann doch so spannend, dass ich dir ihre Beschreibung unseres Aufenthalts nicht vorenthalten möchte. Los geht's mit dem Urlaub in der Schweiz aus Mamas Sicht.

***

Lernprozesse

Diesen Sommer sind wir in die Schweiz gefahren, Urlaub in den Bergen. Es war geplant, dass, wer möchte, wandern geht, und der Rest irgendwas anderes unternimmt. So zumindest hatte ich mir das Ganze vorgestellt.

Die Kommunikation in der Familie gestaltet sich aber bisweilen noch schwierig, da jeder versucht, auf den anderen Rücksicht zu nehmen (vor allem dein Papa und ich), was meist damit endet, dass man meint zu wissen, was der andere gerade denkt, und folglich so reagiert, wie man vermutet, dass der andere sich das vorstellt. Damit ist dann aber meist niemandem geholfen. Deshalb ist es unheimlich wichtig, dass Papa und ich als Paar und wir alle als Familie wieder einen Weg finden, richtig und vernünftig zu kommunizieren, ohne zu viel in das vom anderen Gesagte oder Getane hineinzuinterpretieren. Ich finde aber auch, dass wir bereits auf einem guten Weg sind, doch eben erst auf dem Weg und noch lange nicht am Ziel angekommen. Jedes Familienleben, jede Beziehung bedarf sowieso ständiger Fürsorge. Die Zeit und die Familie an sich verändern Sichten, verändern Verhalten und zum Teil auch die Rollen innerhalb der Familie immer wieder. Selbstreflexion ist unabdingbar, das hat uns allen, denke ich, auch der Aufenthalt in der Schweiz wieder sehr deutlich vor Augen geführt. Zudem pflegst du, Katja, in manchen Situationen dermaßen anders zu reagieren als ich, als wir das erwarten, dass wir oft nicht wissen, wie wir auf dein Verhalten reagieren sollen. Manchmal erschüttern dich Kleinigkeiten, die wir gar nicht bedacht haben, oder du nimmst dir Dinge zu Herzen, die für uns überhaupt nicht wichtig waren.

Nicht, dass dein Verhalten falsch wäre, nur erwartet man es viel zu oft nicht in der Form, mit der man dann plötzlich konfrontiert wird.

Das passiert auch deshalb, weil wir alle vielleicht noch etwas übersensibel sind bei für uns seltsamen Reaktionen deinerseits und ich oft viel zu sehr versuche, es allen recht zu machen.

Manchmal bist du plötzlich verbal aggressiv oder ziehst dich schmollend in dein Zimmer zurück, obwohl wir dafür keinen Grund finden können. Am einen Tag traust du dir alles Mögliche zu, dann wieder hast du Angst und möchtest dich am liebsten verkriechen. Weil ich in solchen Situationen zu sehr versuche, darauf einzugehen, bleibt manch anderes auf der Strecke, was mich dann zusätzlich belastet. Ich gebe zu, manchmal beschäftige ich mich immer noch zu intensiv mit Papas Stimmungen (was ich eigentlich nicht tun sollte), wodurch andere wichtige Dinge unausgesprochen bleiben oder nicht getan werden. Dass du mit Körperkontakt Probleme hast, wissen wir ja alle mittlerweile. Dass es auf der Fahrt in den Urlaub in einem engen Auto auf der Rückbank mit den Jungs zu Konflikten kommen würde, war also programmiert und hätte mir zuvor bewusst sein können.

Aber erst als wir diesen Teil unseres Urlaubs deiner Therapeutin erzählt haben, ist mir und auch dir klar geworden, dass die Rückfahrt, das enge Aufeinandersitzen für dich purer Stress gewesen sein muss. Zugegeben, ich war nach dem Therapeutinnentermin schon etwas beschämt, dass mir das Offensichtliche überhaupt nicht aufgefallen war, aber gleichzeitig war ich ungemein stolz auf euch drei, dass ihr trotz dieses Stresses die Situation nicht habt vollständig eskalieren lassen, sondern euch dann doch noch einigermaßen arrangiert habt.

Wir sind eben alle Individuen mit verschiedenen Bedürfnissen und Prioritäten, die wir nach und nach, aber eben sehr langsam erkennen lernen. Bis wir mit mehr Situationen angemessen und vernünftig umgehen können, haben wir noch einen nicht geringen Lernprozess vor uns. Es wird nach wie vor Zeiten geben, in denen nichts funktioniert, aber wir arbeiten alle gemeinsam daran und erweitern ständig unseren Horizont diesbezüglich. Welche andere Familie kann das schon von sich sagen?

Was wir vor allem brauchen, sind Zeit und Geduld. Ich bin fest entschlossen, aus diesem Dogma, alles immer schneller, früher, besser zu machen, auszubrechen, uns als Familie mehr zu erden und uns die Zeit zu nehmen, die wir brauchen.

Das ist meine wichtigste Erkenntnis, die ich aus der ganzen Geschichte mit dem Urlaub in der Schweiz gezogen habe. Er war nicht perfekt, überhaupt nicht. Aber wir haben Krisensituationen weit besser gemeistert als jemals zuvor. Das ist auch schon ein großer Erfolg, zu dem wir alle als Familie beigetragen haben.

Hab dich sehr lieb, Katja, hab euch alle sehr lieb.

Mama

Liebe Katja,

danke für diesen Blick aus der Sicht deiner Mutter.

Ich glaube, für uns alle war der Urlaub zum einen ein großer Schritt hin zur Normalität, aber Mama und ich haben eben auch wieder unsere Grenzen erreicht. So manches ist eben doch zu sehr eingeübt, als dass wir das so einfach ablegen könnten. Mal nicht mitkommen zu wollen, das ist ja ganz okay, aber dass du partout den ganzen Urlaub in unserer Urlaubswohnung bleiben und gar nicht rausgehen wolltest, das, musst du zugeben, war schon etwas seltsam. Zumal man dich dann eigentlich fast wie zu Hause nur auf deinem Zimmer angetroffen hat.

Es war gut, dass wir vor dem Urlaub bereits wussten, was bei dir Sache ist, dass du etwas sensibler reagierst als andere Menschen. Nur haben wir das zu Anfang nicht in Taten umgesetzt. Es hätte Mama und mir klar sein müssen, dass dich die Fahrt im engen Auto über eine so lange Zeit anstrengen würde.

Auf der Hinfahrt war alles ja noch gar nicht so schlimm wegen unseres Zwischenstopps in Zürich. Aber die Rückfahrt hat dich definitiv viel mehr belastet, als es nötig gewesen wäre. Das war aber nur ein Fehler, den wir noch gemacht haben. Wie ich ja in meinem Brief zuvor schon geschrieben habe, waren da noch einige andere Momente, in denen ich oder deine Mutter falsch reagiert haben. Wir haben alle lange Zeit in einer Art »Schonhaltung« mir gegenüber gelebt, und Mama hat das dann im Urlaub in der Schweiz unwillkürlich wieder gemacht. Auch sie musste sich ja erst an die neuen Gegebenheiten gewöhnen.

Ich wiederum wollte ja nicht zugeben, dass ich eben noch nicht so auf dem Damm bin, wie ich mir das eingebildet hatte. Und meine Höhenangst so gänzlich zu ignorieren war ziemlich dumm. Da ist wieder der alte Papa zum Vorschein gekommen, der euch alle bloß nicht enttäuschen wollte.

Du wirst sicher noch ein paar Mal Geduld mit mir haben müssen, weil ich wieder in alte Muster verfalle. Aber jetzt weißt du, wisst ihr alle ja, dass ihr mich darauf hinweisen dürft. Weil alles noch neu ist, weil ich mich an diese Situation erst gewöhnen muss.

Das ist aber halb so wild, denn wenigstens kenne ich jetzt meinen Gegner und weiß, wie ich gegen meine Depressionen und Ängste vorgehen kann. Das wird mir nicht immer gelingen, aber immer häufiger.

Du weißt ja, dass Mama jetzt auch eine Therapeutin hat, einfach um zu reflektieren, welche Verhaltensmuster sich bei ihr eingeschlichen haben, die für sie und damit für uns alle nicht gesund sind. Doch selbst Mamas Therapeutin war ziemlich überrascht, wie reflektiert eure Mutter von unserer Geschichte erzählt hat.

Mein finaler Zusammenbruch hat so viel an die Oberfläche gebracht, dass wir alle jetzt besser erkennen können, wenn Dinge nicht gut laufen. Wir haben gelernt, über uns und unser Verhalten mehr nachzudenken, als »normale« Familien das tun. Nachdem ich lange Zeit nur Sorge hatte, dass ich euch allen mit meiner verschwiegenen Krankheit zahlreiche Belastungen aufgebürdet habe, erkenne ich langsam an, dass sich durch unsere gemeinsame Geschichte auch positive Effekte ergeben haben. Mama hat da ganz recht. So tief in Abgründe geblickt wie wir haben nur wenige Familien. Und mit eurer Hilfe habe ich es, haben wir es geschafft, aus diesem Tal, diesem Abgrund gestärkt hervorzugehen.

Dein Papa

Oh, diese Gefühle schon wieder

Lieber Papa,

jetzt muss ich doch noch mal was zu dem leidigen Thema Gefühle schreiben, weil du einfach nicht aufhören willst, mich dahingehend zu löchern.

Warum meine Gefühle für mich manchmal schwer greifbar und noch schwerer beschreibbar sind, hat einen ganz einfachen Grund. Ich habe das große Problem, dass ich sehr schüchtern bin, mein Selbstvertrauen nicht wirklich ausgeprägt ist. Deshalb ist es für mich sehr schwierig, meine Stärken aufzuzählen oder zu beschreiben, warum ich in einer Situation ängstlich oder aufgeregt bin. Es ist für mich einfach schwer greifbar.

Mittlerweile sagt auch meine Therapeutin, was schon die Psychiaterin diagnostiziert hat. Ich habe ein paar Verhaltensmuster, die mir den Umgang mit anderen erschweren. Vor allem haben beide mir aber gesagt, das sei nichts, was irgendwie negativ wäre, doch sie helfen mir jetzt dabei, mit den »anderen« da draußen zurechtzukommen. Dass ich in logischen Dingen gut bin und auch sonst einige Talente habe, wie zum Beispiel schreiben, das ist mir schon bewusst.

Aber so richtig nach außen kann ich das einfach nicht tragen. Es ist für mich auch deshalb sehr aufregend, dass ich den Platz an der neuen, weiterführenden Schule bekommen habe, obwohl meine Abschlussnoten nicht sonderlich gut waren. Aber hey, wie du gesagt hast, ich habe den Abschluss, das ist letztlich das Einzige, was zählt. Wenn jetzt noch die weiterführende Schule klappt, dann stehen mir zumindest wieder alle Wege offen, bis hin zum Studium.

Gerade mit Blick auf meinen Abschluss muss ich gestehen, dass ich besonders froh bin, euch als Eltern zu haben. Wenn ich so sehe, wie sich manche anderen Eltern über die eine oder andere schlechte Note aufgeregt haben und wie locker ihr das Ganze genommen habt, hab ich echt großes Glück. Da hab ich schon schlimme Geschichten gehört von Mitschülern, die sich gar nicht mehr nach Hause getraut haben, aus Angst vor der Reaktion ihrer Eltern. Diese Sorge habe ich nie gehabt. Ich habe mich eher geschämt, dass es nicht für bessere Noten gereicht hat, wusste aber auch immer, dass eure Zuneigung nicht von Zensuren abhängt.

Als Mama mit mir zu der neuen Schule ging, um mich vorzustellen und erste Formalitäten zu klären, war ich dennoch wieder unglaublich nervös. Ja, ich weiß, nötig ist das eigentlich nicht, aber da habe ich eben viel von deiner Ängstlichkeit geerbt. Es ist einfach eine Grundangst da, die ich schlecht steuern oder kontrollieren kann. Daran arbeite ich vor allem mit meiner Therapeutin, bislang ist es aber noch nicht wirklich besser geworden.

Was die Noten angeht, hoffe ich natürlich, dass sie mit der neuen Schule besser werden, bei Jan war das ja ein totales Umschwenken. Ich werde auf jeden Fall mein Bestes geben, will aber noch nichts versprechen, weil ich einfach nicht einschätzen kann, wie ich mit den neuen Mitschülern und der Schule zurechtkomme. Es gibt Dinge, die kann man nicht im Voraus festlegen, da muss man sich drauf einlassen. Das hast du mir ja mehr als einmal erklärt. Ich denke, so langsam habe ich es begriffen. Manchmal denke ich, dass meine Gefühle einfach zu oft in ein Extrem kippen und mich dann so überwältigen, dass ich damit nicht mehr zurechtkomme. In solchen Fällen versuche ich, mich irgendwie von ihnen zu distanzieren, sei es auch nur, indem ich möglichst viele neue Empfindungen ausschließe. Das sind dann solche Situationen, in denen ich nichts mehr sehen und hören will, in denen ich mich entweder wie eine Raupe quasi in mir selbst verpuppe oder auf meinem Zimmer verschwinde, die Rollläden schließe und so wenig wie möglich hören oder sehen will. Immerhin hilft das oft. Es ist allemal besser, als diese Flut von Gefühlen nicht mehr kontrollieren zu können, die ich oft schwer in Worte fassen kann.

Deine Katja

Liebe Katja,

Gefühle sind wahrlich eine komplizierte Sache. Gerade in jungen Jahren, insbesondere wie bei dir in der Pubertät, dann auch noch beschreiben zu sollen, was man fühlt, wie man sich fühlt, ist schwierig. Das weiß ich, ging es mir doch in meiner Jugend nicht viel anders.

Wichtig ist, dass du deine Gefühle zulässt, dass du nicht glaubst, du dürftest bestimmte Gefühle nicht haben. Wut, Trauer, Angst, Hass, Liebe, Freude. Alles in Ordnung. Solange nicht eines dieser Gefühle zu dominant wird. Denn so war es in meiner Jugend. Irgendwann waren da nur noch Wut und Hass. Wut auf meine Mutter, die mir nie zuhörte, die nichts gelten ließ, was ich sagte oder tat. Hass auf all die Menschen um mich, die mich gemobbt, gehänselt haben. Denn ja, ich bin in vielem wie du. Sensibler, mit anderen Interessen, anderen Werten als die sogenannten normalen Menschen. Dabei ist normal ja, wie wir beide wissen, ein sehr schwammiger Begriff. Ich habe lange gebraucht, bis ich neben Wut und Hass auch anderes wieder zugelassen habe. Ich weiß, dass ich dich sicher mit meiner Krankheit und dem daraus resultierenden Verhalten nicht unbedingt gestützt habe. Dass du mit deinen Gefühlen, ob negativ oder positiv, zu oft alleine warst. Natürlich war Mama da, aber ich habe gefehlt. Hatte vielleicht auch damit zu tun, dass ich meine eigenen Gefühle nicht vernünftig einsortieren konnte. Ich habe schon gemerkt, dass was nicht stimmte, dass ich mich tendenziell immer trauriger fühlte als alle anderen. Wenn ihr Spaß hattet, wenn wir etwas unternahmen, was dem Rest der Familie gefiel, fand ich es oft okay, aber richtig Freude hatte ich nicht daran. Vieles habe ich mitgemacht, weil ich logisch wusste, das macht man als Familie, das braucht ihr, das bereitet euch Freude. Emotional konnte ich damit zwar gar nichts anfangen, aber das war erst mal sekundär.

Es waren eher die einschneidenden Situationen, bei denen ich mich für kurze Zeit »normal« gefühlt habe. Als ihr geboren wurdet ... das war bei jedem von euch dreien ein Moment des Glücks, den ich wirklich tief empfunden habe.

Du hast offensichtlich viel von meiner Angst übernommen, gelernt oder abgeschaut. Heute, im Rückblick auf das Geschehene, kann ich dir sagen: Es lohnt nicht, diese Ängste zu haben. Ich weiß, das hilft dir nicht im Kampf mit deiner eigenen Angst. Aber vielleicht sind meine Worte für dich so etwas wie ein Anker. Denn meine Ängste haben sich, wie du ja bereits weißt, in den allermeisten Fällen nicht bewahrheitet. Was ich als erschreckend empfand, war im Nachhinein nur halb so wild.

Worauf du auf jeden Fall stolz sein kannst, ist, dass du gegen deine Ängste angehst, dass du dir Hilfe gesucht hast. Deine Therapeutin ist so etwas wie eine Wegbegleiterin, so wie es meine Therapeutin für mich war. Du bist mutig. Denn du lässt dir helfen, schaust deiner Angst ins Gesicht, statt sie einfach gewähren zu lassen. Nur wenn wir uns unseren Ängsten immer wieder stellen, können wir etwas erreichen. Angst ist auch ein Schutz, eine Alarmfunktion, die dich aufmerksamer, empfindsamer, vorsichtiger werden lässt. Und da ist sie sinnvoll. Nur wenn sie dein Leben beherrscht – wie ich das in den letzten Monaten empfunden habe, als Schule für dich scheinbar nur noch ein Schlachtfeld des Grauens war –, wenn deine Angst alles dominiert, dann ist es gut, etwas dagegenzustellen, sich Hilfe zu suchen. Du bist eine starke Persönlichkeit, auch wenn du meinst, dich in der Angst aufzulösen. Nur wer tief empfindet, erlebt auch tiefe Angst. Ja, ich hätte mir manchmal gewünscht, dass ich weniger ängstlich wäre, dass ich vieles mutiger angegangen wäre. Aber ich habe Angstthemen in Angriff genommen.

Mittlerweile bin ich der Ansicht, dass jedes Mal, wenn ich eine Angstsituation geschafft habe, dies etwas Positives mit mir gemacht hat. Ich wurde selbstbewusster, sicherer. Schau dir nur meine Auftritte, meine Vorträge und Lesungen an. Noch als junger Erwachsener wäre das für mich eine Katastrophe gewesen, vor Menschen zu sprechen, eine Geschichte zu erzählen, zu versuchen, andere zum Lachen zu bringen. Heute ist das für mich völlig angstfrei. Ich bin zwar noch nervös vor den Auftritten. Aber nur ein wenig, ein kleines bisschen Lampenfieber ist übrig geblieben. Das war nicht immer so, das habe ich mir durch beständiges Wiederholen, durch Mich-der-Angst-stellen geschafft. Weil es mir wichtig wurde, Menschen etwas von meiner Geschichte zu erzählen. Vielleicht ist das auch für dich der wichtigere Aspekt. Herausfinden, welche Angst du überwinden willst, weil sie dich daran hindert, deine Wünsche, deine Träume zu verwirklichen. Auch all die anderen Gefühle sind normal, sie dürfen dich nur nicht daran hindern, dein Leben so zu führen, wie du es dir wünschst.

Deshalb ist dein Schritt, die Therapeutin dir helfen zu lassen, so wichtig, so wertvoll. Weil du damit Oberhand über deine Gefühle bekommen kannst, statt nur noch von ihnen gelenkt und behindert zu werden. Es braucht mehr Mut, sich einzugestehen, dass man Hilfe benötigt, und diese sich dann auch zu suchen, als viele realisieren. Mit dem Hilfesuchen öffnet man sich, macht sich verletzlich. Das ist ohne Zweifel der richtige Weg, speziell wenn es um Dinge geht, die man alleine nicht meistern kann. Glaub mir, meine Angst wäre niemals besser geworden, hätte ich nicht doch den Mut gefunden, mir eine Therapeutin zu suchen. Ich hätte vermutlich alles nur noch schlimmer gemacht, hätte mich noch mehr verkrochen, noch mehr Dinge nicht gewagt, nur aus Angst, und mir damit Chancen verbaut. Aus Angst vor dieser Angst, und so weiter und so weiter. Insofern, dein Weg, dir Hilfe zu suchen, ist goldrichtig. Du wirst erleben, dass schon die Auseinandersetzung mit deiner Angst unter dem »Begleitschutz« einer Therapeutin so manches sehr viel einfacher macht.

Bleib weiter so mutig. Ich bin stolz auf dich, so wie du bist.

Dein Papa

Normal sind immer die anderen

Lieber Papa,

es gibt Fragen, die kann eigentlich niemand wirklich beantworten. Was zum Beispiel ist normal? Du hast ja in deinem Brief über unsere Urlaube in England und insbesondere in der Schweiz kurz angeschnitten, wie du den Begriff normal verstehst. Das würde ich jetzt gerne noch mal aufgreifen. Normal sein ist für mich sicher etwas anderes als für viele Menschen.

Vielleicht sollte ich zuerst beschreiben, was ich für gute Eigenschaften eines Menschen halte. Das postuliere ich dann mal als für mich normal. Man sollte seine Mitmenschen tolerieren. Einer Meinung muss man nicht zwangsläufig sein, aber man sollte die Meinungen anderer akzeptieren, solange sie diese Meinungen für sich behalten und nicht anderen einfach aufzwingen. Ich lasse mich gerne von etwas überzeugen. Aber einfach nur etwas glauben, weil es jemand anderes als richtig postuliert, das klappt bei mir nicht.

Einfachstes Beispiel: Ich lerne nur gut, wenn ich weiß, warum und wofür. »Das ist nun mal so« ist für mich kein valides Argument. Viele Probleme wären leicht aus der Welt zu schaffen, würden wir uns gegenseitig so akzeptieren, wie wir sind, und nicht dauernd andere nach den eigenen Vorstellungen und Wertmaßstäben umformen wollen. Lustig, dass du das in einem früheren Brief bereits genau so erkannt hast, wir ticken also tatsächlich ähnlicher, als uns beiden lange Zeit bewusst war.

Man sollte sich immer auch die Meinung des anderen anhören. Wenn die einem nicht passt, ist es besser, sich aus dem

Weg zu gehen, als sich dauernd über etwas zu streiten, was man ja doch nicht ändern kann.

Jeder Mensch ist einzigartig, das ist nicht nur Fakt, sondern auch wichtig, denn nur so kann Vielfalt entstehen. Ein Leben mit lauter Menschen, die genau so denken wie man selbst, die das Gleiche mögen und das Gleiche hassen, das wäre eine sehr langweilige, öde Welt.

Was ich durch euch gelernt habe, ist, offen gegenüber anderen Menschen, anderen Kulturen zu sein. Nicht immer gleich etwas abzulehnen, nur weil es einem fremd oder merkwürdig erscheint. Es gibt ein schönes Zitat von Voltaire (ja, manches aus dem Unterricht ist dann doch hängen geblieben. Ich bin mir sicher, dass du jetzt gerade grinst): »Mein Herr, ich teile Ihre Meinung nicht, aber ich würde mein Leben dafür einsetzen, daß Sie sie äußern dürfen.« So möchte ich auch mit der Welt umgehen können. Andere Meinungen, andere Perspektiven und Ansichten nicht unbedingt teilen, aber das Recht auf die andere Meinung verteidigen.

Ich finde, wir schreiben uns gegenseitig viel zu viel vor, erklären für normal, was für die meisten Menschen fast nicht erreichbar ist oder gar nicht erstrebenswert.

Ich bin froh, dass ihr mir nie das Gefühl vermittelt habt, meine Andersartigkeit wäre irgendwie falsch oder man müsse mich der Norm anpassen. Auch meine Psychiaterin hat mir gesagt, sie will mich nicht verändern, sie will nur, dass ich so, wie ich bin, besser mit anderen zurechtkomme. Ich fand, du hast das ganz prima formuliert in dem einen Tweet: »In der Klapse sind die normalen Menschen, die mit dem Wahnsinn da draußen nicht mehr fertigwerden.« Es gibt so vieles, das ich für völlig verrückt halte, aber alle um mich herum finden es total normal.

Deine Katja

Liebe Katja,

da schneidest du eins meiner Lieblingsthemen an. Was ist normal. Ich finde, wir normieren unser Leben viel zu sehr. Wir führen so viele Regeln und Bedingungen fürs Normalsein ein, dass letztlich niemand mehr normal ist. Ich weiß, du wirst des Öfteren damit konfrontiert, dass du eben nicht die »normale« sechzehnjährige junge Frau bist, wie sich die Umwelt das gerne ausmalt. Weder machst du dir irgendwas aus Schminken, noch brauchst du teure Klamotten. Dafür bist du ein echter Crack bei Minecraft und vielen anderen Computersachen. Hey, du durchschaust Verhalten so schnell, kennst dich so gut mit dem Computer aus, dass ich manchmal nicht mehr aus dem Staunen herauskomme.

Weißt du noch, wie sehr es dich betroffen gemacht hat, als damals der Test deiner Fähigkeiten in der Schule war und du das Ergebnis erfahren hast? Statt dich über dein logisches Talent zu freuen, bist du unter Tränen fast zusammengebrochen, nur weil dein Lehrer dir sagte, dass du sprachlich nicht ganz so begabt wärst. Ich habe ganz schön lange gebraucht, bis ich es geschafft habe, deine Aufmerksamkeit auf deine hohe Begabung für alles Logische zu lenken. Dabei war dein Lehrer fix und fertig, weil du wohl die Allererste warst, die den Logiktest ganz geschafft hatte, und das auch noch mit der vollen Punktzahl!

Wir orientieren uns alle viel zu oft an den Erwartungen und Normen anderer. Ob die sinnvoll sind oder, extremer noch, ob die anderen bestimmte Muster von uns überhaupt erwarten, darüber denken wir selten nach. Ich nehme mich da gar nicht aus. Wie oft habe ich mir Sorgen gemacht, wie mich andere sehen, was andere über mich denken mögen. Dabei ist diese Abhängigkeit von den Meinungen anderer etwas, das uns erpressbar macht. Verletzlich und erpressbar. Es ist aber schwer, sich von solchen Urteilen anderer wirklich unabhängig zu machen. Viel zu oft können Menschen, die eine Person weder kennen noch verstehen, über deren Schicksal entscheiden.

Ich habe immer wieder von dem sogenannten Fremdbild und dem Selbstbild gehört, davon, dass beide oft sehr unterschiedlich sind. Wie du dich siehst und wie andere dich sehen, das klafft auseinander, keine Frage. Dass aber dann, wie manche behaupten, das Fremdbild das objektivere sei, wage ich stark zu bezweifeln. Ich täusche möglicherweise mich selbst über Defizite hinweg oder beschönige Fehler. Bei den anderen spielt aber nicht nur deren besonderer, situativ beeinflusster Blick eine Rolle, sondern auch deren eigener Charakter, deren Antipathien und Sympathien. Es gibt nur sehr wenige Menschen, die es meiner Meinung nach schaffen, wirklich objektiv auf andere zu blicken.

Meist, so denke ich, ist das Selbstbild authentischer als jedes Fremdbild. Nicht perfekt, aber näher an dem wahren Kern deiner Persönlichkeit. Bei depressiven Menschen wie mir ist es noch mal was anderes. Wir tendieren nicht zum Beschönigen, im Gegenteil. Manchmal habe ich so schwarzgesehen, dass kein einziger Lichtstrahl mehr in mein Leben vordringen konnte. Letztlich glaube ich aber, dass depressive Menschen oft einen realistischen Blick auf die Welt haben. Das ist dann auch das Problem, denn ein wenig Selbstbetrug schützt uns vor zu viel Negativem, Traurigem. Wenn das aber nicht gelingt, wenn unsere Masken fallen, wir es nicht mehr schaffen, uns und der Welt etwas vorzugaukeln, dann wird die Welt dunkel, leider oft realistisch dunkel. Es gibt so viel Dummheit, Gier, Hass, Rassismus in der Welt, der, bei klarem Verstand betrachtet, traurig, dumm und gefährlich ist. Aber der brave Durchschnittsmensch neigt dazu, das als Einzelfall abzutun oder gleich ganz zu ignorieren.

Normal ist für viele Menschen immer man selbst, alle anderen weichen ab und sind deshalb mit Vorsicht zu genießen. Ich bin auch zögerlich im Umgang mit anderen. Aber ich würde von mir nicht als normal sprechen. Früher, weil ich mich viel zu defizitär, falsch oder ungenügend gesehen habe. Heute, nach vielen Therapien, Gesprächen, in Begegnungen mit Menschen, die an der scheinbaren Normalität fast zerbrochen sind, will ich gar nicht mehr normal sein. Mark Twain sagte einmal: »Wenn man die Meinung der Mehrheit teilt, ist es Zeit, sich zu besinnen.« Und Friedrich Schiller schrieb dazu: »Der Staat muss untergehn, früh oder spät, wo Mehrheit siegt und Unverstand entscheidet …«

Es ist leider so, dass nicht immer die Mehrheit recht hat. Sie hat bloß die lauteren Argumente. Natürlich ist es wichtig, die Meinung der Mehrheit zu kennen. Aber nur weil eine Mehrheit etwas glaubt oder für richtig hält, muss das noch lange nicht das Richtige sein. Was normal, was richtig ist, das solltest du immer selbst entscheiden, dich nicht einfach auf Aussagen anderer verlassen, sondern hinterfragen, den Mut haben, auch gegen die vermeintliche Mehrheit zu sprechen. Du hast im Geschichtsunterricht sicher vom Dritten Reich, Hitler und den Nazis gehört. Damals folgte irgendwann auch die Mehrheit dieser menschenverachtenden Ideologie. Widerstand war oft von Minderheiten oder Einzelnen getragen, die hinterfragten, die nicht denken ließen, sondern selbst dachten.

Mal abgesehen von den Naturgesetzen gibt es weniges, was für alle Zeit als gesichert gelten kann. Jeder gute Wissenschaftler wird selbst bei den Naturgesetzen nie völlig sicher sein. Er weiß nur, was der aktuelle Stand der Erkenntnis ist. Nicht des Glaubens, sondern des Wissens. Nicht von etwas, das durch bloße Behauptung für gültig erklärt wird, sondern etwas, das durch Experiment und wissenschaftliche Methodik als nach jetzigem Kenntnisstand für wahr erkannt wird.

Mein Deutschlehrer hat mir zum Abschluss des Gymnasiums etwas Wichtiges mitgegeben: das stete Fragen nach dem Warum. Die Sichtweise, nicht alles zu schlucken oder widerspruchslos zu akzeptieren, sondern kritisch zu hinterfragen.

Das wünsche ich mir auch für dich, dass du immer kritisch bleibst, das Normale nicht für gegeben ansiehst, das Unnormale nicht für schlecht erachtest. Es waren in der Geschichte oft die Außenseiter, die nicht normalen Menschen, die die Welt veränderten. Stephen Hawking, Mahatma Gandhi, Martin Luther King und viele mehr waren in ihrer Zeit nicht der Norm entsprechend, folgten nicht einfach dem, was die Mehrheit dachte oder tat, und haben damit die Welt verändert. So viel erwarte ich von mir nicht, auch nicht von dir. Aber den eigenen Weg gehen, nicht in den oft zu großen Fußstapfen anderer zu laufen, das wäre schon etwas, was ich mir für dich erhoffe. Bislang bist du auf einem guten Weg. Auch das zeigen mir deine Briefe und deine Sicht der Dinge. Ganz so viel falsch gemacht, wie ich befürchtet habe, hab ich dann doch nicht.

Du bist eine eigene, ganz besondere Persönlichkeit und genau so, wie du bist, richtig und gut. Wer dir da etwas anderes einreden will, den darfst du getrost ignorieren. Geh deinen Weg, suche deine Vorstellung von normal, erlaube dir, dass sie ganz anders ist als das, was man dir vorzusetzen, vorzuschreiben versucht.

Glücklich ist, wer sein eigenes Leben lebt. Traurig der, der das Leben anderer zu führen gezwungen ist.

Dein Papa

Von Tunneln, Lichtern und rasenden Zügen

Lieber Papa,

was früher für mich immer schwierig war, waren die Momente, in denen ich dich um Hilfe bitten wollte. Weil ich wusste, das kann eskalieren. Das fing schon bei den berühmten PC-Problemen an. Oder besser, die sind das beste Beispiel dafür, was ich meine. Eigentlich hast du das Problem immer gefunden und gelöst. Aber es durfte nicht lange dauern oder widerspenstig sein. Denn du konntest sehr gereizt reagieren, wenn dein Ehrgeiz auf Widerstand durch die Technik stieß. Ich hab meist versucht, die Probleme selbst zu lösen. Oder ich bin zu meinen Brüdern gegangen, und wir haben versucht, es gemeinsam zu schaffen. Du warst erst die letzte Instanz, wenn gar nichts mehr ging. Davor sind wir auch noch zu Mama. Denn es war manchmal ganz schön anstrengend, von dir Hilfe zu bekommen.

Ganz früher war das nicht so, ich glaube, das wurde auch erst mit diesem ersten Zusammenbruch 2003 immer schlimmer. So hat es mir zumindest Mama erzählt. Davor warst du zwar auch mal gereizt, aber nie so heftig wie in den letzten drei oder vier Jahren vor dem Suizidversuch. Du hattest oft einen richtigen Tunnelblick, wenn etwas nicht gleich auf Anhieb klappte. Dann konnte es schon mal passieren, dass du bis tief in die Nacht an meinem Rechner gesessen hast, um ein Problem zu lösen. Hat ja auch funktioniert. Nur die Stimmung war dann unter Hochspannung.

Mich haben diese Probleme, seien sie nun technischer oder menschlicher Natur, auch genervt, klar, wen nicht. Aber mit der Zeit wurde ich immer unsicherer, ob ich dich hinzuziehen sollte. Ich wollte halt nicht, dass du wieder in deinem emotionalen Tunnel verschwindest und dadurch die Stimmung kippt. Dann hatte ich nämlich immer das Gefühl, selbst an der Misere schuld zu sein. Deshalb versuche ich auch heute immer noch, Probleme möglichst selbst in den Griff zu bekommen, weil ich vermeiden will, dass du womöglich wieder in deine alten Muster verfällst. Nur an Marc und Jan habe ich mich irgendwann nicht mehr gewandt. Du weißt ja, Geschwister sind nicht einfach.

Wenn ich dann merke, oh, das wird kompliziert, dann läuft auch bei mir wieder der Gedankenfluss ab, der schon früher verhindert hat, dass ich deine Hilfe suchte.

Du warst nie körperlich aggressiv, aber manchmal konntest du verbal richtig ausrasten, das war für mich immer schlimm. Vielleicht ja auch, weil ich so sensibel auf Geräusche reagiere.

Ich habe in den Situationen, wo ich ohne deine Hilfe überhaupt nicht weitergekommen wäre, immer gehofft, dass sich das Problem möglichst schnell lösen lässt, damit du nicht wieder in deinem Tunnel verschwindest. Wehe aber, wenn es nicht so lief. Dann konnte es schon mal passieren, dass zumindest der Resttag gelaufen war, oft aber auch noch der nächste. Du bist noch immer ein Perfektionist. Ich weiß, es gibt nichts Schlimmeres für dich als ein Problem, das du nicht lösen kannst.

Ich vermute, du denkst dann immer, du enttäuschst uns, wenn du keine Lösung findest. Aber hey, Überraschung, für mich ist es auch mal ganz okay, wenn niemand eine Lösung parat hat. Nur du willst dann perfekt sein, und selbst wenn es eigentlich offensichtlich ist, dass du ein Problem, einen Defekt nicht lösen oder reparieren kannst, kämpfst du so lange weiter, bis die gesamte Familie mieser Laune ist. Aber es wird besser. Mittlerweile merkst auch du, dass es nicht immer die hundertprozentige Lösung sein muss, dass auch eine durchschnittliche Lösung gut sein kann. Früher war da am Ende des Tunnels nur allzu oft ein heranrasender Zug, wo heute manchmal tatsächlich ein Tunnelausgang existiert und du trotz Schwierigkeiten ganz gelassen bleibst. Aber du musst auch verstehen, dass ich immer noch unsicher bin, ob ich dich um Hilfe bitten soll. Denn ich war nicht selten verzweifelt, weil ich dachte, es sei meine Schuld, wenn die Stimmung kippte. Und auch heute noch denke ich manchmal so. Ich weiß, es ist eigentlich kein Grund mehr da. Aber nicht nur du kannst nicht immer über deinen eigenen Schatten springen. Auch mein Schatten steht mir noch oft genug im Weg, statt mir zu folgen.

Deine Katja

Liebe Katja,

wow, danke für deine so offenen Worte. Das sitzt, zumal du sehr gut beobachtet hast und es natürlich stimmt, dass ich mich damals viel zu oft in meinen Problemtunneln mit meinen Tunnelproblemen befasst habe. Ich habe leider ziemlich früh gelernt, dass ich nur geliebt wurde, wenn ich still, folgsam und vor allem perfekt war. Oder habe es zumindest so interpretiert. Die Konflikte mit meiner Mutter gingen immer um Themen, bei denen ich vermeintlich etwas falsch gemacht hatte oder mich von anderen über den Tisch hatte ziehen lassen. Das war oft nicht wahr, aber ich hatte keine Chance, recht zu bekommen. Es sei denn, ich war so gut präpariert, konnte so perfekt argumentieren und agieren, dass selbst meine Mutter keine Gegenargumente mehr hatte. Um das zu erreichen, habe ich mir mit der Zeit eine gewisse Sturheit im Umgang mit Problemen und Herausforderungen angeeignet. Das war im Grunde nicht schlecht, hätte ich dies nicht mit der Zeit so perfektioniert, dass es zu weiteren Problemen geführt hätte. Hing mein Herz an einem Thema, war mir eine Sache wichtig, dann wollte ich alles darüber wissen, dann wollte ich es perfekt beherrschen. Das begann dann zum Beispiel bei der Malerei mit der perfekten, der richtigen, der professionellen Ausrüstung. Ich deckte mich mit Literatur ein, besuchte Kurse, malte teilweise ganze Nächte durch, nur um so gut zu werden, wie ich es letztlich doch nie erreicht habe.

Ein wenig mehr Gelassenheit hätte mir schon damals gutgetan. Aber noch war es ja für mich von Vorteil. Meine

Eltern konnten mir beide nicht helfen, da ich intellektuell auf völlig anderen Gebieten unterwegs war. Wenn die Lektüre der eigenen Mutter sich auf Trivialmagazine beschränkt, sie das Vormittagsprogramm im privaten Fernsehen für bare Münze nimmt, dann werden die inhaltlichen Schnittmengen der Lebenswelten immer kleiner. Irgendwann gab es schlicht nichts mehr, was ich erzählen wollte, weil ich wusste, entweder wird es als belanglos, als unwichtig abgetan, oder es ist etwas, in das sich meine Mutter einmischen wird, weil sie es wieder mal besser zu wissen meint als ich. Damit wurde ich aber auch immer distanzierter meinem restlichen Umfeld gegenüber. Das Misstrauen, das meine Mutter in mir entfacht hatte, wurde bald zum emotionalen Flächenbrand, auch weil ich in der weiterführenden Schule gerne und oft gehänselt wurde. Damals war ich im Verhältnis zu meinen Mitschülern sehr groß, noch dazu hatte ich leichte Segelohren und war auch sonst nicht der Durchschnittstyp. Wenn du dann auch nicht gerade der Stärkste bist, tendierst du dazu, dich zurückzuziehen, dich mit dem Alleinsein, mit dem Sich-um-alles-selbst-Kümmern abzufinden. Du sparst es dir lieber, andere um Hilfe zu bitten.

Was für Auswüchse das haben kann, hast du mir sehr eindrücklich in deinem Brief beschrieben. Glaub mir, das alles wollte ich nicht, aber es hatte sich im Laufe der Jahre zu so etwas wie einem Selbstläufer entwickelt. Noch dazu musste ich immer wieder mal erleben, dass ich mich auf andere doch nicht so verlassen konnte, wie ich es erwartet hatte. Waren wahrscheinlich viel zu überzogene Erwartungen. Aber woher sollte ich wissen, was erwartbar, was illusorisch war? Vielleicht war da auch noch ein wenig der kleine Uwe mit beteiligt, der ja immer perfekt sein wollte, um seine Ruhe zu haben, um in einem einigermaßen angenehmen Umfeld zu leben.

Weißt du, viele dieser Verhaltensmuster habe ich erst in den letzten Jahren seit dem Suizidversuch erkannt. Da fällt es dann recht schwer, was zu ändern. Geduld ist nicht eben eine meiner Stärken. Das zu erkennen, zu durchschauen, dass ich jahrelang ein Leben geführt hatte, das mehr davon beeinflusst war, wie meine Mutter sich mir gegenüber verhielt, tut weh. Es schmerzt zu erkennen, dass man so manche Lebensentscheidung nicht aus freiem Willen gefällt hat, sondern mit dem emotionalen Ballast und den Unsicherheiten, die einem die eigenen Eltern mitgegeben haben.

Natürlich leben wir alle in einer Welt mit Abhängigkeiten, und eine wirklich freie Entscheidung bleibt den meisten Menschen verwehrt. Aber ich habe so einige Situationen erlebt, in denen ich rückblickend nicht selbst entschieden habe, sondern es wieder mal insbesondere meiner Mutter zeigen wollte. Das hat mich zwar zum Akademiker werden lassen, aber eben auch zum Tunnelblickmenschen und letztlich auch zu dem Tunnelblick-Problemlösepapa, den du lange Jahre ertragen musstest.

Selbst dass ich so ein technikverliebter Computerfreak geworden bin, ist sicher zum großen Teil meinen Kindheitserlebnissen geschuldet. Als ich den Computer durch einen Freund für mich entdeckte, war das eine für mich glückliche Fügung. Endlich etwas, das ich beherrschen konnte, das mir Sicherheit, das mir Kontrolle gab. Keinerlei Unklarheiten – wenn etwas nicht funktionierte, wusste ich, was zu tun war. Ich hatte etwas, das ich perfekt kontrollieren konnte. So wurde der Computer irgendwann zu meiner Zuflucht, zu meinem Refugium, zu etwas, das mir ein wenig Selbstvertrauen und Sicherheit gab. Es war etwas, das mich außergewöhnlich machte, etwas, das ich sehnsüchtig gesucht hatte. Ich fühlte mich als Kind immer wie ein Außenseiter, nein, wie ein Aussätziger. Nirgendwo passte ich wirklich rein. Über den Computer hatte ich plötzlich zum ersten Mal so etwas wie Freunde. Plötzlich gab es etwas, mit dem ich glänzen konnte, wenn auch nur in unserem kleinen Kreis von Nerds.

Später fing ich mit der Malerei an, wollte auch mal Journalist werden. Der typische Computerfreak war ich nämlich auch wieder nicht. Keine guten Noten in Mathe, kein Interesse am Physikunterricht, dafür eine Leidenschaft für Literatur und Malerei. Und das bei einer Mutter, die meine Liebe zu Büchern nicht nachvollziehen konnte. Dass mein Vater ebenso wie ich ein Büchernarr war, war mir damals nur ein schwacher Trost, denn du weißt ja, er hat meist auf der Seite meiner Mutter agiert, selbst wenn er merkte, dass sie unrecht hatte.

Was ich mit alldem sagen will: Es ging nie darum, dass ich verärgert gewesen wäre, dass ich wütend auf dich, auf euch war, wenn ich ein Problem nicht schnell lösen konnte. Es ging immer darum, mir selbst zu beweisen, dass ich noch die Kontrolle hatte. Du erinnerst dich, ich habe meinen Wert als Mensch fast mein ganzes Leben aus dem gezogen, was ich tue. Dass ich existiere, hatte für mich an sich keinen Wert. Hier lerne ich erst mit der Zeit, die Welt anders zu sehen. Ich erkenne langsam die Muster, die mich in diesem Tunnelblick auch noch unterstützt haben. Die Menschen, die aus meinem Weltbild Profit oder zumindest Nutzen gewonnen haben. Ich werde sicher noch nicht so schnell der gelassene, auch mal unperfekte Papa sein, den man bei jedem Problem dazuholen kann. Aber ich bitte dich um eins. Trau dich wieder häufiger. Denn ich brauche auch die Chance, mich zu verändern. Du kannst mir auf dem Weg enorm helfen.

Dein Papa

Menschen – Katja, Katja – Menschen

Lieber Papa,

mehr als einmal habe ich das Gefühl gehabt, ihr macht euch Sorgen, weil ich eigentlich lieber für mich allein bin, als mich mit anderen Menschen abzugeben. Als ich Mama deswegen gefragt habe, hat sie mir erzählt, ich hätte mich schon als Kleinkind ganz gern alleine beschäftigt. Manchmal, wenn sie etwas zu Hause erledigte, fiel ihr irgendwann auf, dass sie schon seit Stunden nichts mehr von mir gehört hatte. Wenn sie sich dann auf die Suche nach mir begab, saß ich oft glücklich in meinem Zimmer und beschäftigte mich mit irgendwas. Dabei war ich ganz bei mir, es machte nie den Eindruck, mir würde etwas fehlen. So empfand sie es zumindest damals.

Nun, ich denke, da liegt sie auch ganz richtig. Mir fehlt nicht wirklich was, wenn ich längere Zeit keine Menschen im direkten Kontakt habe. Als ich im Kindergarten war, ja, da hatte ich zwei beste Freundinnen, mit denen ich ab und zu etwas unternommen habe, wir waren ein tolles Team. Aber ich brauchte schon damals nicht zwingend jemanden, um mich wohlzufühlen.

Im Laufe der Grundschulzeit flaute der Kontakt langsam ab, zuerst unternahmen wir noch viel miteinander, aber nach und nach reduzierte sich das, zum einen, weil sie immer weniger Zeit hatten, zum anderen, weil ich ihre Gesprächsthemen immer langweiliger fand. Dafür wurde ich irgendwie zum Seelenklempner für einige meiner Mitschülerinnen und Mitschüler. Bei mir konnte man sich den Kummer, die Sorgen am besten von der Seele quatschen. Ich fand das okay, hatte aber selbst wenig Bedürfnis nach derartigem Austausch. Neben den beiden Freundinnen gab es auch zwei Mädchen, die nicht mit mir klargekommen sind. Sie mochten mich nicht, haben immer mehr mit meinen Freundinnen unternommen, auch um sie mir abspenstig zu machen. Dadurch fühlte ich mich ausgegrenzt, das hat mich schon belastet, aber als sie dann auch noch die ganze Zeit über Themen quatschten, die mich so gar nicht interessierten, da habe ich mich zurückgezogen und abgekapselt, auch um den Schmerz zu vermeiden. Hat funktioniert, irgendwann war mir das egal, dass ich nicht mehr richtig in die Klasse integriert war. Denn wie gesagt: Ich komme sehr gut mit mir alleine zurecht. Zumal die Mädchen auch bei den Pausenspielen mit den Jungs unfair wurden und nicht mehr richtig mitgemacht haben. Dadurch habe ich mich mit der Zeit mit den Jungs besser verstanden als mit den Mädels. Denn seltsamerweise konnte ich damals mit Jungen (noch) besser reden als mit Mädchen, sie waren irgendwie zugänglicher. Aber irgendwann war es mir einfach lieber, mit mir allein zu sein. Ich habe Menschen eher beobachtet und analysiert, als mich mit ihnen abzugeben. Zu sehr hatten sich da schon ihre Lebenswelten, das, was sie interessierte, von dem entfernt, was mir wichtig war, was mich interessierte. Es gab Momente, da fühlte ich mich allein, aber das war dann mehr, weil ich dachte, ich müsse doch Freunde oder Freundinnen haben. War ich ganz ehrlich zu mir, hat mir da nichts gefehlt.

Man ist halt auffällig, wenn man sich nicht um Freundschaften bemüht, sich nicht wirklich im Klassenverband wohlfühlt und viel lieber seine Ruhe hat. Ich habe mich oft wie ein Beobachter gefühlt, der eher als Zuschauer betrachtet, wie sich die anderen verhalten.

Du weißt ja, wie sehr ich bestimmte Filme und deren Charaktere mag, so wie die Serie, die auch du so gerne hast,

»Sherlock«. Was habe ich mich damals damit befasst, was für Typen Sherlock und Moriarty sind. Oder auch die Figuren aus den Herr-der-Ringe-Filmen haben mich sehr fasziniert. Klar habe ich mir jetzt im Rahmen unseres Briefwechsels Gedanken gemacht, ob diese ganze Abgrenzerei irgendwie mit deiner Krankheit zusammenhängt. Aber das war auch schon so, als deine Krankheit noch nicht so offensichtlich war, sich nicht so deutlich auf die Familie ausgewirkt hat. Wieder mal ist es an mir, dir zu schreiben: Nein, du bist nicht schuld. Das ist ganz allein auf meinem eigenen Mist gewachsen.

Mal den Spieß umdrehend, frage ich: Warum denkst du, dass du so bist, so einsiedlerisch, dass du so wenig Bedarf nach anderen Menschen hast? Mal ehrlich, viele echte Freunde hast du doch auch nicht, jedenfalls keine, die ich jetzt benennen könnte. Gut, ein paar alte Freunde aus vergangenen Tagen, die aber meist sehr weit weg wohnen, und zudem fällt mir eins gerade auf beim Schreiben dieser Zeilen: Habe ich eher Kontakt zu den Jungs, so sind deine besten Freunde zumeist Freundinnen. Die nimmst du wirklich wichtig, schließlich haben wir beim vorletzten Urlaub in einem Center Parc bei Hamburg deine Freundin Katharina und ihren Mann kurz besucht und dort einen Zwischenstopp eingelegt. Ich fand sie damals beide sehr sympathisch. Man hat gemerkt, dass Mama und vor allem auch du in ihrer Gegenwart viel lockerer wart, als wenn wir so manch andere unserer Bekannten besuchen. Man hat einfach gespürt, dass ihr einen besonderen Draht hattet.

Auch an Andrea kann ich mich gut erinnern, die uns extra besucht hat, als sie, aus den USA kommend, kurz in Deutschland war. Ihr habt, kaum dass sie da war, euch so unterhalten, als wäre überhaupt keine Zeit zwischen diesem und dem letzten Treffen vergangen. Erst vor Kurzem haben Mama und du Gaby und ihren Mann besucht, wie du sagst, auch eine gute Freundin aus deiner Jugend, die du nach deiner eigenen Aussage über zwanzig Jahre nicht gesehen hattest. Wirkliche Freunde, bei denen die Freundschaft über Jahre und die Distanz erhalten geblieben ist, das waren nach meinem Eindruck bei dir immer Frauen.

Das wiederum finde ich schon etwas merkwürdig, wenn ich mir deine vergangenen Briefe noch mal ansehe und darüber nachdenke, wie gestört doch eigentlich das Verhältnis von deiner Mama und dir war. Nicht dass du das falsch verstehst. Auch bei mir hat es sich einfach so ergeben, aber es hat mir die Sache doch einiges leichter gemacht zu wissen, dass du da so ähnlich tickst wie ich.

Wie ich, hast du ja mal gesagt, dich interessieren die Themen der meisten Leute einfach nicht, sie sind dir, wie du es formuliert hast, »zu profan«. Ja, das passt auch auf mich, ich mach mir eben oft über ganz andere Sachen Gedanken oder habe Freude an anderen Themen als die gleichaltrigen Mädchen. Mein Interesse für Computer, insbesondere für Minecraft brachte mich zudem eher in Kontakt mit den Jungs, die das gezockt haben, als mit den Mädchen, die manchmal erschreckend klischeehaft über Klamotten, Schminken und die aktuellen Modetrends reden. Themen, die mich nach wie vor nicht interessieren. Ich weiß, dass ich damit des Öfteren anecke, ist mir aber ehrlich gesagt ziemlich egal. Scheint bei dir ja auch nicht anders zu sein.

Deine Katja

Liebe Katja,

wieder eine Eigenschaft, die wir beide mehr gemeinsam haben als der Rest der Familie. Ich war früher auch eher ein Einzelgänger. Nur weiß ich nicht mehr, ob ich das freiwillig war oder ob es sich quasi aus meiner Geschichte, meinem Elternhaus entwickelt hatte. Meine Mutter misstraute so gut wie allen, hatte an fast allem etwas auszusetzen. Nörgeln schien ihr Steckenpferd zu sein, und ich war ihre liebste Zielscheibe für Nörgelattacken. Was das mit dem Selbstbewusstsein eines Kindes anstellt, kannst du dir sicher ausmalen. Irgendwann glaubte ich selbst, ich sei unzulänglich, nicht gut genug, mit mir wolle ja eh keiner spielen. Weil ich das Ganze schon mit einer ablehnenden Haltung anging, erfüllte sich die eigene Prophezeiung natürlich.

Ich zog mich dann zurück, beschäftigte mich mit Themen, die mich voll und ganz einnahmen. Lesen, Computer, alles Dinge, bei denen ich entweder die Kontrolle behalten konnte oder zumindest in Welten abtauchen, die so viel spannender, interessanter und oft auch freundlicher zu mir waren als die Realität. Wäre ich heutzutage so antisozial, würde man mich mit Sicherheit wegen einer sozialen Phobie behandeln. Früher nannte man das einfach Eigenbrötler und ließ die Menschen gewähren. So auch mich, dadurch habe ich mir immer mehr eine eigene Welt erschaffen, in der nach und nach immer weniger Platz für diese doch so gehässigen, intoleranten, mobbenden Mitschüler und meine Mutter sowie ihre dauernden Beschimpfungen und Wutanfälle war.

Genau wie du war ich irgendwann am glücklichsten, wenn ich allein war. Ich denke, ein großer Teil davon steckt auch heute noch in mir. Deshalb genieße ich es zwar, zu wissen, dass ihr bei mir seid, im selben Haus wie ich, aber ich muss nicht dauernd mit jemandem reden, direkt zusammen sein. Ich bin mir nicht sicher, aber nach allem, was ich darüber gelesen hab, und das ist eine Menge, kann es durchaus sein, dass ich introvertiert bin. Möglicherweise habe ich wie du eine milde Form des Autismus. Heutzutage blickt man endlich etwas differenzierter auf das Thema Autismus, obwohl es ähnlich wie bei psychischen Krankheiten noch immer extrem viel Klischeedenken bei der Öffentlichkeit gibt.

Das ist wieder so eine von diesen dummen Normen, dass man immer auf der Suche nach Menschen sein muss, immer lieber unter Leuten als alleine. Dabei ist das, wie ich denke, schlicht eine Mehrheitsmeinung, deshalb aber noch lange nicht richtig. Ich bin ja auch auf dieses Klischee hereingefallen, machte mir Sorgen, dass du ausgegrenzt werden würdest oder traurig wärst. Heute frage ich mich, ob es nicht belastender für dich gewesen wäre, hätten wir dich partout in Vereine gedrängt, versucht, Kontakte für dich zu finden. So hast du dein Sozialleben eingerichtet, wie es für dich am angenehmsten war.

Nur manchmal, da erinnere ich mich, warst du unglücklich, wenn jemand dir wieder eine deiner seltenen Freundinnen abspenstig gemacht hatte. Dann hast du dich in dein Zimmer wie in ein Schneckenhaus zurückgezogen und warst für Tage nur noch zu den Mahlzeiten anwesend. Heute weiß ich, dass sich so etwas nicht erzwingen lässt, dass man als Elternteil nicht dafür sorgen kann, dass das eigene Kind Kontakte findet, so schwer das für mich als Vater manchmal zu ertragen war. Doch es war deine Sache, ob du Kontakt wolltest oder nicht.

Bei mir dauerte es damals bis fast zur Oberstufe, bis ich außer in der Gruppe der Klassenaußenseiter noch irgendwo anders akzeptiert wurde. Das erste Mal war, als ich ein Mädchen kennengelernt hatte, war ich vierzehn oder fünfzehn. Sie war hübsch, hieß Beate, hatte ein sehr freundliches Lächeln und sprach mit mir nicht wie mit einem Aussätzigen, sondern schien sich wirklich für mich und meine Welt zu interessieren. Von ihr habe ich auch einen Spitznamen erhalten, den nur ganz wenige kennen. »Rübchen« wegen meines Namens beim CB-Funk, den ich, ganz der Nerd und Technikfan, damals angefangen habe.

Sie hat mich in ihre Clique integriert, als wäre gar nichts dabei, hat mich zu Partys eingeladen. Wir sind später sogar gemeinsam um die Häuser gezogen und haben halbe Nächte in Musikkneipen verbracht. Das war der erste Moment, in dem ich plötzlich das Bedürfnis spürte, mit anderen zusammen zu sein. Es war natürlich klar, dass das meiner Mutter ganz und gar nicht gefiel. Vor allem, als mir Beate, weil ihr mein ganzes Äußeres viel zu spießig, zu brav war, die Haare in einem viel spannenderen Stil schnitt als der biedere Friseur vor Ort. Was hat sich meine Mutter damals aufgeregt. »Du gehst auf keinen Fall mehr zu Beate!«, hat sie gebrüllt und fortan jeden Kontakt mit ihr untersagt.

Deshalb war ich immer darauf bedacht, möglichst wenig in eure Freundschaften einzugreifen. Es tut sehr weh, wenn du endlich Menschen gefunden hast, die dich so nehmen, wie du bist, und dann wird dir das genommen, dir verboten, sie überhaupt noch zu sehen.

Klar habe ich das Verbot meiner Mutter ignoriert, aber die Treffen wurden komplizierter, ich musste zum Teil fiktive Freunde erfinden, die ich angeblich besuchen wollte, wenn ich in Wirklichkeit bei Beate und ihren Freunden war. Du hast übrigens recht, paradoxerweise waren es Frauen, die mich aus meiner scheinbar selbst gewählten Einsamkeit geholt haben. Vielleicht so etwas wie eine Wiedergutmachung des Schicksals dafür, dass ich bei meiner Mutter wahrlich nichts zu lachen hatte.

Später, als ich ein Auto, meine heiß geliebte Ente, hatte, war ich natürlich der Star. Zumal ich ja auch in der leerstehenden Wohnung meiner Eltern wohnen durfte, die du sicher noch von den Besuchen bei Opa und Oma kennst.

Welch ein Glücksfall für mich. Plötzlich war ich der Coolste in der Klasse, einer der Ersten, der ein eigenes Auto hatte, und der überhaupt Allererste mit einer eigenen Wohnung. Glaub mir, wenn du einmal in einer Gruppe wirklich eine der zentralen Figuren bist, dann wirst du irgendwann süchtig danach. Plötzlich wollte ich Kontakt, wollte den Umgang mit anderen. Vielleicht manchmal etwas zu viel, vielleicht war ich auch zu aufdringlich, aber ich glaube, damals passierte es, dass ich mich langsam anderen Menschen geöffnet habe. Insbesondere an Karola erinnere ich mich noch gut. Ich weiß gar nicht mehr, wo wir uns überhaupt kennengelernt hatten. Vermutlich auf einer der immer häufigeren Partys, bei denen ich nun dabei war. Sie war sehr sympathisch, ging mit allen Menschen sehr offen um, zu offen manchmal. Ich habe sie damals öfter mit dem Auto mitgenommen, und dann haben wir abends vor dem Haus ihrer Eltern im Auto noch darüber gequatscht, wer alles wieder gedacht hat, sie wolle was von ihm. Meist waren es weit mehr Jungs, als sie bemerkt hatte.

Damals stieg ich quasi vom unsichtbaren Außenseiter zum guten Freund auf. An Verlieben war da aber noch nicht zu denken. Gut, manchmal wäre ich schon gerne mehr gewesen als »nur« ein guter Freund, nur der nette Typ, mit dem frau über alles quatschen konnte.

Das soll jetzt aber auf keinen Fall heißen, dass wir hier irgendwie von dir erwarten, möglichst bald einen Freund anzuschleppen. Weder das noch das Gegenteil. Wenn du Frauen vorziehen würdest, auch überhaupt kein Problem. Die allerbeste Freundin, die ich während meiner Studienzeit hatte, war lesbisch. Sie hatte mehr Angst davor, mir das zu gestehen, als ich Probleme damit. Ich hatte nämlich überhaupt keine. Warum auch? Entgegen manch anderen Menschen sehe ich gar nicht ein, homosexuelle Paare in irgendeiner Weise für seltsam oder etwas Besonderes zu halten. Das ist nun mal Teil des Menschseins. Wäre unsere Gesellschaft etwas weniger verbohrt und etwas weltoffener, hätten wir auch nicht all die Probleme mit Ausgrenzung, Diskriminierung und Ablehnung von allem und jedem, der nicht der meist sehr langweiligen Norm entspricht.

Ich kann es nur wiederholen. Du bist so in Ordnung, wie du bist, lass dich bloß nicht verbiegen, um irgendjemandem zu gefallen. Denn wenn du dich zu sehr nach anderen richtest, wirst du irgendwann genau wie ich vor einem Heer von Masken stehen, die alle nicht du selbst sind, sondern Varianten, die andere gerne in dir gesehen haben und die du, weil es einfacher war, immer wieder aufgesetzt hast. Mein Portfolio an Masken hat mich Monate in der Therapie gekostet, bis ich endlich rausgefunden habe, wer ich wirklich bin und was ich selbst gern tue. Erst dann war ich von dem befreit, was andere von mir erwartet haben, ob es nun gut für mich war oder nicht.

Menschen haben oft ein Problem damit, wenn etwas nicht in ihr Weltbild passt. Aber statt ihr Weltbild dem Unbekannten, Ungewohnten anzupassen, versuchen sie, dieses ins eigene Weltbild zu pressen. Wenn das nicht gelingt, lehnen sie das Andersartige ab. Rassismus, Technophobie, Homophobie. Das Unbekannte macht diesen Menschen Angst. Bleib offen für das, was jenseits deines eigenen Weltbilds liegt. Schau über den Tellerrand, bleib neugierig und tolerant. Dann wird das Leben für dich immer wieder Neues bieten. Statt in dem Status quo zu verharren und irgendwann Tag für Tag das gleiche langweilige Leben zu führen, wirst du Abenteuer erleben, im Kleinen und, wer weiß, vielleicht auch im Großen. Etwas verändern, einen Eindruck hinterlassen erreicht man nicht, indem man immer die gleichen Wege wie alle anderen geht. Das klappt nur, wenn man sich auf unbegangene Pfade wagt, Risiken eingeht. Bleib neugierig, bleib mutig, bleib du selbst.

Dein Papa

Ich bin doch nicht bekloppt, oder doch?

Lieber Papa,

was ich in der ganzen Zeit deiner Klinikaufenthalte gelernt habe, war, dass deine Therapeutinnen und Therapeuten für dich sehr wichtig waren. Andererseits schien es mir aber oft so, dass sie dich nicht gesund gemacht haben, sondern eher so etwas wie Begleiter waren, wie Coaches, die mehr beraten haben, als zu behandeln.

Nachdem du in die Klinik eingeliefert worden warst, schien bei uns zu Hause zunächst Ruhe einzukehren. Aber ziemlich schnell hat Mama gemerkt, dass mit Marc irgendwas nicht stimmte. Er wurde immer häufiger krank, wirkte nervös und hatte Schlafprobleme.

Nachdem Mama mit ihm mehrfach bei den Kinderärztinnen war, die nichts finden konnten, hat sie darauf gedrängt, einen Psychotherapeuten zurate zu ziehen. Nach längeren Diskussionen hat ihr schließlich eine der Kinderärztinnen zugestimmt. Somit war nach dir Marc der Nächste, der Erfahrungen mit Psychotherapeuten sammelte – oder soll ich sagen, sammeln durfte? Mama hat glücklicherweise nach nur kurzer Suche einen guten Therapeuten für ihn gefunden. Zunächst wollte Marc gar nicht hingehen, denn er sah wirklich keinen Sinn darin, wie er mir erzählte. Durch Mamas Überzeugungskünste und vermutlich auch, weil die Besuche mangels verfügbarer Termine nur während der Schulzeit möglich waren, hat Marc schließlich eingewilligt.

Beim ersten Besuch musste er einiges an Tests und Fragebogen ausfüllen, genau wie ich später, er meinte aber, das Verhältnis zwischen ihm und dem Therapeuten sei von Anfang an sehr gut gewesen, deshalb ging er von da an gerne hin.

Marc hat mir auch erzählt, wie er nach einiger Zeit merkte, dass sich einiges änderte. Am offensichtlichsten war, dass schon nach kurzer Zeit seine Magenprobleme, das Gefühl, krank zu sein, und der Stress verschwanden. Auch hatte Marc, was mich immer sehr verblüfft hatte, zuvor öfter ohne ersichtlichen Grund bei Gesprächen mit Mama oder dir zu weinen begonnen. Das war nach der Therapie auch viel besser. Insgesamt, so sagt Marc, und so habe ich ihn auch erlebt, wurde er selbstbewusster, selbstsicherer. Er erinnert sich noch heute gerne an die Sitzungen bei seinem Therapeuten zurück.

Als ich ihn neulich fragte, wie er die Zeit vor deinem Suizidversuch erlebt hatte, meinte er, dass er sich an kaum etwas Negatives mehr erinnert, das aber gar nicht als schlimm empfindet, sondern als eine sehr positive Entwicklung. Zumindest in meinen Augen ist er jetzt sehr glücklich.

Auch Mama merkte, wie gut die Therapie Marc tat. Immerhin wurde ihr damals ziemlich schnell bestätigt, dass keine »größeren Spuren« zurückgeblieben seien und Marc sich von euch geliebt fühlte, was nach Aussage des Psychotherapeuten eine der wichtigsten Informationen sei, denn dann würden sich auch Schicksalsschläge nicht so dramatisch auswirken, wie Mama mir erklärte.

Als Nächstes war Jan dran. Er fand es besonders gut, dass der Therapeut keinerlei Bezug zur Familie hatte. Das machte es um einiges leichter, auch schwierige Themen anzusprechen. So konnte Jan, wie er selbst sagte, viel besser über das Erlebte und seine begleitenden Gefühle reflektieren. Solch ein Therapeut, meinte Jan, kann einen dazu bringen, so manches aus einem anderen Blickwinkel zu sehen, was dazu führen kann, dass sich vermeintliche Probleme plötzlich in Luft auflösen oder man auf völlig andere, nie zuvor gedachte Lösungen kommt.

Für Jan war wohl vor allem die Erkenntnis wichtig, wie viel er auch in der Krise und davor bereits richtig gemacht hatte, ohne es überhaupt wertzuschätzen. Manchmal denkt man gar nicht an das, was gut gelaufen ist.

Was ich sehr spannend fand: Jan sagte mir, vor dem Suizidversuch habe er alles sehr ernst genommen und sich um vieles Sorgen gemacht. Ich erinnere mich noch an die teils stundenlangen Diskussionen zwischen Jan, dir und Mama. Erst als Mama ihm wohl an einem Abend sagte, sie könne jetzt gerade nicht mit ihm diskutieren, sie müsse sich um dich kümmern, hat sich wohl etwas in Jan verändert. Er meinte – und das hat mich verblüfft –, der Begriff »kümmern« wäre wohl ganz bedeutsam gewesen. Schon damals spürte er wohl irgendwie, dass etwas nicht stimmte, und versuchte möglicherweise durch die intensiven Gespräche unbewusst zu helfen.

Sein Therapeut hat mit ihm wohl herausgearbeitet, dass Jan zu jener Zeit herauszufinden versuchte, ob ihr als Paar noch funktioniertet. Ich habe dir ja schon geschrieben, wie oft wir uns Sorgen machten, wenn wir von anderen Gleichaltrigen erfuhren, dass deren Eltern sich trennten.

Jan meinte, als Mama das mit dem »kümmern« sagte, habe er wohl, aus welchem Grund auch immer, darauf vertraut, dass du gut versorgt würdest und sich schon alles zum Besseren wenden würde. Erstaunlich, wie wichtig manchmal ein Satz oder sogar ein bestimmtes Wort für die weitere Entwicklung sein kann. Auch nach dem Suizidversuch, der uns alle sehr erschüttert hat, sagte mir Jan, er habe keine Angst gehabt, sein Bauchgefühl habe ihm gesagt: Das wird alles wieder gut. Weil er wohl durch diese Sichtweise den Kopf frei hatte, konnte er die Lage in Ruhe analysieren und hat als Erster von uns erkannt, dass »Mama ziemlich am Arsch war«, wie er es wortwörtlich ausgedrückt hat.

Ab dem Moment begann auch bei Jan wieder das Sorgenkarussell, aber es drehte sich weniger um dich als um Mama, weil er bemerkte, dass sie kaum mehr etwas aß und nicht mehr richtig schlafen konnte. Also hat er seinen alten »Lass uns mal in Ruhe drüber reden«-Trick angewandt und angefangen, mit Mama ausgedehnte Spaziergänge zu machen. Hab mich damals oft gewundert, warum die beiden so lange weg waren. Erst jetzt durch die Briefe und als ich meine Brüder zu ihren Erlebnissen ausgequetscht habe, habe ich das verstanden.

In dieser Zeit wurde Jan, so sein Therapeut, zum Therapeuten für Mama. Er hat versucht, ihr zu erklären, dass die ständige Anwesenheit bei dir in der Klinik die Sache nicht unbedingt leichter für dich und uns alle macht. Natürlich hat Mama das keineswegs beruhigt, und viel entspannter ist sie auch nicht geworden. Aber sie hat zumindest theoretisch eingesehen, dass sie sich viel zu intensiv um dich gekümmert hat. Sie hat, ohne es zu wissen, quasi den schwarzen Hund Depression zu oft gestreichelt, sodass er größer werden konnte, wie Jan das geschildert hat.

Sein Therapeut hat Jan bestätigt, dass er in dieser Zeit auch als das älteste Kind eine sehr wichtige Rolle für Mama gespielt hat (O-Ton seines Therapeuten), denn durch Jan hatte sie jemanden, mit dem sie über die Probleme der Familie sprechen konnte. Und drüber reden macht vieles leichter, das haben wir wohl alle fünf gelernt. Genau wie ich ist Jan noch heute froh, seinen Therapeuten zu haben, mit dem er ganz offen über seine Probleme und Sorgen sprechen kann. Und auch bei Jan ist alles okay. Nachdem er eigentlich gar nicht in Therapie wollte, kam er nach der ersten Sitzung gleich mit Terminen für drei weitere zurück. Während Marc und Jan ihre ersten Sitzungen relativ zeitig hatten, dauerte das Ganze bei mir etwas länger, auch weil Mama für mich eine Therapeutin wollte, da sie glaubte, es wäre für mich einfacher, mit einer Frau über meine Probleme zu reden. Ob das so wichtig war, weiß ich nicht, aber die Therapeutin, die sie gefunden hat, ist auf jeden Fall nach wie vor toll.

Vorneweg hat Mama uns erklärt, was es mit Therapeuten und Therapie eigentlich auf sich hat, auch, um uns mögliche Ängste zu nehmen. Natürlich hat Mama uns zu beruhigen versucht, uns erklärt, dass wir den Therapeuten alles sagen können, sie stünden unter der ärztlichen Schweigepflicht. Ein komisches Gefühl war es für mich aber trotzdem, vor einer fremden Person zu sitzen, die potenziell mehr wissen will als Mama oder du, die vielleicht irgendwann mehr von meinen Geheimnissen kennt als jeder andere Mensch um mich herum. Doch was Jan und Marc mir über ihre Therapeuten erzählten, hat mich dann vollends überzeugt.

Ich war damals sehr verwirrt, als Marc plötzlich so oft krank war. Den Zusammenhang mit deiner Krankheit und der Psyche habe ich zunächst gar nicht wahrgenommen, das wurde mir erst bewusst, als Psychotherapie auch für uns Kinder akut wurde. Zumal in der Schule so etwas wie Depression oder psychische Krankheiten überhaupt kein Thema waren. Jetzt sind sie es schon, vielleicht ja auch, weil ich mit meiner Freundin ein Referat über Depressionen gehalten habe. Wenn es etwas nicht gibt und andere das nicht machen wollen, muss man es halt selbst tun.

Denn letztlich habe ich in vielen Gesprächen mit meinen Mitschülern gelernt, dass es sehr viele gibt, die entweder im Freundeskreis, in der Familie oder zumindest im Bekanntenkreis jemanden kennen, der psychische Probleme hat. Aber die wenigsten wagen, offen darüber zu sprechen. Auch wenn in den Medien immer mal wieder darüber berichtet wird, haben dennoch viele Angst, es ihrem Umfeld oder gar ihrem Arbeitgeber zu sagen. Da gibt es noch viele falsche Vorstellungen über Depressionen, Psychiatrie und psychische Krankheiten allgemein. Deshalb finde ich es toll und sehr wichtig, dass du deine Vorträge hältst, dass du dein Buch geschrieben hast und versuchst, über psychische Krankheiten und die Psychiatrie aufzuklären.

Es muss auch endlich eine bessere Versorgung geben, finde ich. Mama hat für uns alle viel zu lange nach einem Therapeuten suchen müssen. Du weißt ja schon, dass ich in meinen Sitzungen zuerst mal das Naheliegende, also deine Geschichte, ausführlich besprochen habe und was sie für Auswirkungen auf mich hatte. Wir haben dann aber noch ganz andere Baustellen gefunden, was dich nicht verwundern dürfte. Dass ich zum Beispiel hochsensibel bin, dass ich besser höre als die meisten und deshalb vieles zu laut für mich ist. All das aber ist nichts, wofür ich mich zu schämen bräuchte oder, wie meine Therapeutin es formuliert, nichts, was man mir abtrainieren müsse. Vielmehr versuchen wir weiterhin, mich als Person zu stärken, damit ich in der »normalen Welt« (wir wissen ja, »normal« ist so ein abgenutztes Wort) besser zurechtkomme. Für mich sind die Gespräche mit der Therapeutin wirklich sehr hilfreich, so lerne ich mich immer intensiver kennen und verstehe einiges besser, was für mich im Umgang mit anderen Menschen früher völlig unklar war.

Deine Katja

Liebe Katja,

das mit den Therapeuten war für mich eine wirklich schwere Sache. Schließlich war ja meine Befürchtung zu Beginn exakt die, dass ich euch mit meiner dummen Tat irgendwie geschadet haben könnte. Dann passierte das mit Marc. Das hat mir einen schweren Stich versetzt. Es ist eben nicht zu leugnen, dass es auch euch betroffen hat.

Im Nachhinein halte ich es immer noch für einen Fehler, dass wir euch nicht von Anfang an die Wahrheit gesagt haben. Aber du musst verstehen ... Sowohl Mama als auch ich waren noch unter Schock, konnten nicht wirklich einen klaren, geschweige denn einen vernünftigen Gedanken fassen. Da lief vieles im Autopilot. Natürlich haben wir dennoch versucht, euch nicht außen vor zu lassen, aber da man uns in der ersten Klinik zunächst davon abgeraten hatte, euch die ganze Wahrheit zu sagen, haben wir eben die Notlüge »Überarbeitung« genutzt. Natürlich haben wir damit euer Vertrauen missbraucht. Aber wir wollten auch nicht, dass Angst euch überflutet. Deshalb die Lüge, die zumindest ein Körnchen Wahrheit enthalten hat.

Weil weder deine Mutter noch ich wussten, wie wir mit der gesamten Situation umgehen sollten, haben wir uns oft Rat bei den Therapeuten geholt. Damit sind wir in der Regel ganz gut gefahren. Nur gerade der Betriebsarzt hat einige Probleme gemacht und mir, warum auch immer, in der Therapie Knüppel zwischen die Beine geworfen. Gerade wenn man am verletzlichsten ist, passiert es gerne mal, dass die eigene Schwäche ausgenutzt oder über den Kopf hinweg entschieden wird. Nachdem ich dem Betriebsarzt dummerweise die Erlaubnis gegeben hatte, sich mit meinen Therapeuten auszutauschen, brachte er einige seiner Vorurteile zu Teilen meiner Krankheit vor. Ich sage nur Internetsucht oder die Einmischung in die Dreharbeiten zur TV-Doku 37 Grad »Viel mehr als Traurigkeit« 2016. Da durfte das Team lange nicht im Betrieb drehen, weil der Betriebsarzt daran zweifelte, dass ich das verkraften könne. Wie dämlich das war, zeigte allein schon die Tatsache, dass wir ja munter überall anders drehen durften. Mir hat das gar nichts ausgemacht, im Gegenteil.

Was ich damit sagen will: Auch wenn es tief in einer Krankheit schwerfällt, auch wenn man manchmal viel zu ehrfürchtig ist vor Ärzten und Therapeuten, man muss immer eine gewisse kritische Distanz behalten.

Du hast nach allem, was ich bislang erlebt habe, ja wirklich Glück mit deiner Therapeutin. Ich habe sie kennengelernt, finde sie ausgesprochen nett, und ihre Therapie scheint dir wirklich gutzutun. Außerdem scheint auch deine Psychiaterin perfekt zu passen. Nachdem deine Therapeutin doch vorgeschlagen hatte, ein Medikament gegen deine manchmal doch sehr massiven Ängste zu nehmen, brauchten wir noch eine Psychiaterin, weil nur diese Medikamente verschreiben dürfen, Therapeuten hingegen nicht. Dass sie dir sagte, sie wolle dich nicht ändern, sondern dir nur helfen, so wie du bist, mit anderen auszukommen, finde ich ausgesprochen positiv. Viele wollen einen nämlich verbiegen, so verändern, damit man in deren Weltbild passt. Oft bleibt man dabei selbst auf der Strecke. Ich finde, so wie du bist, bist du klasse. Das kann ich dir gar nicht oft genug sagen.

All diese offenen Punkte, die »Baustellen«, die ihr noch gefunden habt, sind nichts, was dir Sorgen bereiten sollte. Es sind lediglich Eigenarten, die dich eben ausmachen. Auch ich bin etwas sensibler als andere. Wenn ich auf einer Konferenz bin, brauche ich abends keine Party, da steht mir der Sinn viel mehr danach, mich aufs Hotelzimmer zurückzuziehen, um meine Ruhe zu haben.

Ich sehe das Ganze für dich mittlerweile eher als eine Chance, dich besser kennenzulernen, als manch anderer Mensch das jemals schafft. Du weißt um deine Stärken und Schwächen, weißt, worauf du achten musst, was dir guttut und was nicht. Das ist ausgesprochen hilfreich, das solltest du dir erhalten und ja nicht vergessen. Jeder Mensch ist individuell. Nur weil die Wirtschaft und die Gesellschaft meinen, man müsse jeden Menschen in ein Raster pressen können, muss das noch lange nicht richtig sein. Mittlerweile bin ich überzeugt, dass es eher das Gegenteil ist. Wir schaden uns mehr, indem wir es immer allen recht machen wollen, brav die Rollen spielen, die von uns erwartet werden. Dabei vergessen wir uns früher oder später selbst und sind irgendwann nur noch eine nach außen hin funktionstüchtige Fassade, während wir innerlich schon längst verdorrt sind. Alle Welt predigt Authentizität, meint aber eigentlich: Sei so, wie ich es für authentisch halte. Würden wir alle uns authentisch verhalten, ich bin mir sicher, das gäbe ein großes Chaos.

Ich glaube übrigens nicht, dass ich jemals über meine Depression und die Ängste offen gesprochen hätte, wenn der Suizidversuch nicht ebenso öffentlich geschehen wäre. Ich hätte mich sicher hinter faulen Ausreden versteckt, mich irgendwie durchgekämpft, weiter schön brav all meine Masken nacheinander aufgesetzt. Insofern lernst du mich jetzt noch mal ganz neu kennen, denn inzwischen bin ich sehr viel näher an dem Papa, der ich immer für dich und deine Brüder sein wollte. Bremse mich aber bitte, wenn ich es mit dem Papasein übertreibe, immerhin bist du schon sechzehn.

Da hast du ein Recht darauf, erwachsener behandelt zu werden, als, sagen wir mal, mit zwölf. Ich habe so viel von eurer Kindheit versäumt, weil ich viel zu sehr mit meinen scheinbar unüberwindlichen Problemen beschäftigt war. Das ist für mich eine sehr traurige Erkenntnis, aber ich weiß ja auch, dass man die Vergangenheit nicht mehr ändern kann. Ich kann nur hier und jetzt etwas verändern, anders handeln, wieder ganz ich sein.

Dein Papa

Papas Sturz und seine Rettung

Lieber Papa,

eine Geschichte, die mich sehr geschockt hat, von der ich aber erst viel später erfahren habe, war der Tag, an dem du umgekippt bist. Das war schon Ende 2016 im November, als wir alle eigentlich dachten, jetzt normalisiert sich alles. Damals war ich mit Mama beim Augenarzt, du warst mit den Jungs zu Hause. Marc erzählte mir später, er wäre aus dem Bad gekommen, das ja neben eurem Schlafzimmer liegt, als er aus den Augenwinkeln etwas Seltsames zu sehen meinte. Er hat sich dabei aber zunächst nichts weiter gedacht. War ja auch euer Schlafzimmer, das wir normalerweise nicht betreten.

Jan glaubte, im Vorbeigehen eine Hand unter einem Stapel von Wäsche auf dem Boden zu sehen. Er hat dann kurz befürchtet, du hättest doch noch mal einen Suizidversuch begangen, und fragte deshalb Marc, ob ihm irgendwas Ungewöhnliches aufgefallen sei. Marc meinte aber nur, dass du telefoniert und dabei sehr, sehr traurig geklungen hättest.

Als Marc dann doch in euer Schlafzimmer ging, bekam er einen richtigen Schock, als er dich, begraben unter Wäsche und Kissen, auf dem Boden liegen sah. Du warst ohnmächtig, eigentlich sah man unter dem ganzen Stapel Kleidung nur eine Hand und irgendwo daneben ein Telefon, das immer noch piepte, als hätte gerade erst jemand aufgelegt. Marc meinte, der Schreck, den er erlebte, hätte sich fast wie ein Herzinfarkt angefühlt. Wörtlich sagte er, er hätte vor lauter Schreck das Gefühl gehabt, zu sterben. Nicht übertrieben, das waren genau seine Worte. Er ist dann gleich zu Jan gelaufen.

Die beiden haben erst mal versucht, herauszufinden, ob du überhaupt noch lebst. Ich bin ehrlich gesagt froh, dass ich das nicht selbst miterlebt habe, das wäre sicher für mich ein gigantischer Schock gewesen.

Marc und Jan haben dann als Erstes geprüft, ob du noch atmest. Als sie deinen Atem hören konnten, waren sie zuerst mal beruhigt. Dennoch haben die Jungs kurz überlegt, ob sie nicht einen Krankenwagen rufen sollten, sich dann aber dagegen entschieden. Nachdem du laut und gleichmäßig geatmet hast (vermutlich meinten sie schnarchen), haben sie beschlossen, Mama über WhatsApp mitzuteilen, dass du am Boden liegst und schläfst. WhatsApp schon wieder, das zieht sich irgendwie durch unsere Familiengeschichte.

Gleichzeitig fanden die beiden die ganze Sache sehr seltsam, zumal neben dir ja noch das Telefon lag, das hörbar tutete, weshalb sie sich fragten, wen du oder wer dich angerufen hatte. Mama hat den beiden dann gesagt, sie könnten nicht viel tun, nur sehen, ob du Hilfe brauchst, wenn du wieder aufwachst. Dabei hatten die Jungs natürlich die dramatischen Teile der Geschichte erst mal unter den Tisch fallen lassen. Gott sei Dank waren wir da beim Augenarzt schon fast fertig, und als Marc und Jan etwas mehr mit der Sprache herausrückten, waren wir bereits auf der Fahrt nach Hause. Wir konnten den Jungs anmerken, wie erleichtert sie waren, als sie über WhatsApp die Nachricht bekamen, wir wären bereits auf dem Heimweg.

Nachdem Mama nach dir gesehen hatte, erklärte sie uns, dass nichts Schlimmeres passiert sei, du nur vor lauter Aufregung wegen des Telefonats ohnmächtig geworden sein müsstest und beim Sturz dann die Sitzbank mit allem, was darauf lag, mit dir umgerissen hättest. Sie hat dich dann auch geweckt, dir ins Bett geholfen und sich erst mal um dich gekümmert.

Das Ereignis war insbesondere für Marc mit das Schrecklichste in der ganzen Zeit. Obwohl er behauptet, alles aus der Zeit deiner Klinikaufenthalte verdrängt zu haben, kann er sich an diese Episode noch sehr gut erinnern. Er hat sie inzwischen ausführlich mit seinem Therapeuten aufgearbeitet. Für mich war es weit weniger dramatisch, weil ich nur Bruchstücke der ganzen Geschichte damals wirklich erfasst habe. Erst als mir Marc vor Kurzem alles genau erzählt hat, ist mir bewusst geworden, wie dramatisch das Ganze für ihn wohl gewesen sein muss.

Ich würde jetzt gerne von dir hören, was da wirklich passiert ist. Ich kann mich nur daran erinnern, dass Mama, nachdem sie dich versorgt hatte, ziemlich aufgebracht war und auch die Tage danach sehr gereizt und verärgert wirkte. Hatte das Umkippen was mit deiner Krankheit zu tun? Gefühlt waren wir damals, als das passiert ist, doch schon wirklich aus dem Gröbsten raus, aber in den Tagen danach waren Mama und du sehr angespannt, daran kann ich mich noch erinnern. Weil ihr zwei das Thema nicht mehr angesprochen habt, habe ich es erst mal auf sich beruhen lassen.

Deine Katja

Liebe Katja,

ja, dieses Telefonat. Ich fürchte, das wird jetzt ein etwas längerer Brief, wenn ich dir erklären soll, was rund um meinen Ohnmachtsanfall wirklich passiert ist. Selbst die Jungs haben nur einen Bruchteil des ganzen Dramas mitbekommen. Mama ist bis heute verärgert wegen dem, was damals geschah und zu meinem Zusammenbruch führte. Ich muss alles sehr vorsichtig formulieren, auch wenn es da einiges zu sagen gäbe, was manch einem Beteiligten nicht gerade zur Ehre gereichen dürfte.

Aber eins nach dem anderen. Ich weiß nicht, ob du dieses Ereignis zeitlich einordnen kannst. Das ist nämlich lange nach der Entlassung aus der Rehaklinik passiert. Genau genommen war ich da bereits fast ein Jahr aus den Kliniken raus und seit über drei Monaten nicht mehr krankgeschrieben.

Ich hatte damals gerade die »Wiedereingliederung«, also den Versuch, mich irgendwo im Arbeitsprozess sinnvoll unterzubringen, hinter mich gebracht und befand mich offiziell wieder gesund im Arbeitsleben. Aber ich greife vor, denn eigentlich hat dieser Zusammenbruch eine längere Vorgeschichte, die mit der Entlassung aus der Reha und der Rückkehr an meinen Arbeitsplatz begann.

Nachdem ich auf Anraten einer Sozialberaterin in der Reha eine lediglich sechs Wochen lange Wiedereingliederung gemacht hatte, brach ich natürlich am ersten Tag des normalen Arbeitens fast wieder komplett zusammen. Der

Stress, der Druck, jetzt wieder funktionieren zu sollen, obwohl ich wusste, dass ich noch lange nicht ganz stabil war, das war alles zu viel und ging zu schnell. Leider merkte damals keiner, dass ich eben nicht völlig geheilt aus der Reha zurückgekehrt war, und so betraute man mich direkt wieder mit sehr komplexen Aufgaben. »Das waren eigentlich nur einfache Tätigkeiten«, hieß es später, aber wenn man gerade erst einigermaßen stabil aus den Therapien zurück ist, dann können auch einfache Tätigkeiten sehr anspruchsvoll sein. Vor allem, wenn man ein ganzes Jahr gar nichts mehr in diesem Kontext getan hat.

An jenem verhängnisvollen Tag ging ich mittags ein wenig nach draußen, weil ich merkte, wie meine Panik wieder die Oberhand zu gewinnen drohte. Ich war nicht ganz bei mir, als ich deiner Mutter etwas schrieb in Richtung »Besser, ich wäre nicht mehr da«.

Daraufhin raste sie erneut mit wehenden Fahnen ins Büro und schleppte mich zu dem damals für mich Verantwortlichen in der Firma. Gemeinsam wurde beschlossen, mich erneut in die Tagesklinik einweisen zu lassen. Es war offensichtlich, dass noch lange nicht alles unter Kontrolle, noch bei Weitem nicht alles mit meiner Psyche so in Ordnung war, dass ich dem Druck eines normalen Arbeitsalltags hätte standhalten können.

Dieser Zwischenfall war für mich aber auch ein Glücksfall. Nachdem ich fast ein Jahr vergeblich darauf hingewiesen hatte, dass meine Depression nicht das Hauptproblem war, sondern meine generelle Angststörung, musste nun der Chefarzt zugestehen, dass hier falsch diagnostiziert worden war. Von dem Tag an, nachdem ich quasi über eine Notfalleinweisung wieder für einen Monat in die Tagesklinik kam, wurde ich endlich mit Blick auf meine Ängste und Panikattacken behandelt. Ich bekam einen neuen Therapeuten, nachdem mein alter in die Suchtabteilung gewechselt hatte. Sein Interesse für dieses Gebiet erklärte mir auch, warum er bei meinem ersten Aufenthalt partout gemeint hatte, ich müsse auf Internetsucht geprüft werden.

Mit dem neuen Therapeuten machte ich dann bald massive Fortschritte, der zweite Wiedereingliederungsversuch lief danach nicht über sechs, sondern über geschlagene zwölf Wochen.

Du kannst dir sicher vorstellen, dass mich das erst recht panisch, extrem panisch machte. Ich spürte wieder die Ameisen in meinen Armen, begann zu schwitzen, und mein Herz raste. Das war dann auch der Grund, warum ich mitten in diesem Telefonat nicht nur einen Nervenzusammenbruch und eine Panikattacke bekam, sondern nach allem, was ich heute rekonstruieren kann, auch vor lauter Angst ohnmächtig geworden sein muss. Gott sei Dank war ich bei dem Anruf zu Hause, sodass ich »nur« im Schlafzimmer über die Sitzbank gestürzt, auf dem Boden aufgeschlagen und dort erst mal bewusstlos liegen geblieben bin. Das Telefon muss ich dabei fallen gelassen haben. Die Betreuerin, mit der ich telefoniert hatte, erzählte mir später, sie habe nur einen dumpfen Schlag gehört und mich dann nicht mehr erreicht.

Plötzlich fühlte ich mich wieder an den Anfang zurückgeworfen, als wären die Monate der Therapie nie passiert. So wie bei dir hat mir mein Therapeut damals erst mal klargemacht, dass all diese Gefühle von Angst nicht an sich falsch sind, sondern sogar so etwas wie eine Superkraft, weil man dadurch wachsamer, aufmerksamer wird, schneller reagiert. Nur dürfen die Gefühle nicht überhandnehmen. Und da hat er mir ein paar Tricks beigebracht. Seitdem meditiere ich regelmäßig und habe als Unterbrecher bei einer etwaigen Panikattacke meine Chilibonbons dabei. Die Schärfe ist so ein intensiver Reiz, dass mein Körper meinen Verstand erst mal einbremst, weil jetzt der Körper wehtut und der Fokus darauf liegt.

Du hast es ja selbst erlebt, seitdem geht es mit mir steil bergauf. Gut, auch, weil ich inzwischen nicht mehr den Mund halte über meine Probleme, meine Krankheit, sondern sehr offen mit meiner Depression und der Angststörung umgehe und anderen Menschen helfen will, damit sie nie in eine mehrfach so lebensgefährliche Situation kommen wie ich damals. Erst nach all diesen Zwischenfällen, auch dank der extrem positiven Resonanz auf die TV-Doku und mein Buch, habe ich es geschafft, endlich selbstbewusster, endlich stabiler zu werden, als ich es vor meinem Suizidversuch jemals war.

Ja, du merkst, die Geschichte bedurfte einer etwas ausführlicheren Erklärung. Aber ich finde es wichtig, dass du verstehst, wie sehr man durch äußere Einflüsse in potenziell bedrohliche Situationen getrieben werden kann. Deshalb empfehle ich dir: Achte sehr gut darauf, was dir geraten wird, wer es dir rät, und vor allem: Hinterfrage immer, warum. Denn häufig geht es den anderen bei dem sogenannten guten Rat nicht um dich, sondern um sie selbst.

Geh niemals davon aus, jemand verstünde wirklich, wie es dir geht, nur weil er oder sie das großspurig behauptet. So etwas sagen viel zu oft genau diejenigen, die keine Ahnung von deinem wirklichen Inneren, deinen Ängsten und deinen Verletzungen haben. Damit verletzen sie dich dann unwissentlich noch mehr.

Überlege dir sehr genau, wem du dich anvertraust, insbesondere dann, wenn dieser Mensch potenziell Macht über dich ausüben oder dir schaden kann.

Du bist eine Kämpferin und hast mich so stark und so mutig bei meiner Rückkehr ins Leben begleitet. Ich habe mal gesagt, ich hätte früher niemandem vertraut und würde heute nur meiner Frau, eurer Mutter, völlig vertrauen. Das stimmt nicht ganz. Denn nach all dem, was deine Brüder und du mit mir überstanden, durchgestanden habt, habe ich jetzt vier Menschen, denen ich vertraue. Eure Mutter und euch drei.

Danke für eure Liebe, euren Beistand und dass ihr mir alle verziehen habt, dass ich euch fast alleine gelassen hätte. Für euch kämpfe ich, für euch werde ich weiter kämpfen. Natürlich auch für mich.

Dein Papa

Lieber Papa, bist du jetzt verrückt?

Lieber Papa,

ich finde sehr schade, dass viele Menschen Begrifflichkeiten rund um psychische Krankheiten immer wieder falsch verstehen oder gebrauchen. Schon kleine Abweichungen vom »Normalen«, insbesondere wenn es um die Psyche geht, werden in Vorwürfe und Anschuldigungen gegenüber den Betroffenen verwandelt. Oft wird behauptet, Erkrankte würden doch nur simulieren, oder sie werden gleich als gefährlich abgestempelt. Das Psychiatriegesetz, gegen das du ja in Bayern gemeinsam mit einer anderen Betroffenen vorgegangen bist, ist da das beste Beispiel, und ich fand das sehr beeindruckend, was ihr da auf die Beine gestellt habt. Ein Gesetz stoppen, das Menschen noch mehr diskriminiert und stigmatisiert hätte, von dem die Politiker aber anscheinend angenommen haben, es würde irgendwem helfen. Stell dir das nur mal vor, die wollten tatsächlich ein Gesetz für psychisch kranke Straftäter und normale Patienten machen. Und es sollte eine Liste für zwangseingewiesene Patienten geben, in der sie namentlich mit all ihren Daten und Diagnosen mehrere Jahre gespeichert worden wären. Die hätten dann Ämter und Behörden einsehen können. Psychisch Kranke mit Straftätern gleichzusetzen geht gar nicht. Passt aber ins Bild von Vorurteilen und Diskriminierung. Ja, bin schon etwas stolz, dass du dagegen gekämpft hast und dass euer Protest Erfolg hatte. Und es hat mir gezeigt, dass man auch als Einzelner sehr wohl etwas bewegen kann, wenn man nur dranbleibt und bereit ist, für die Sache zu kämpfen.

Außerdem war es ein Beweis, dass eine psychische Krankheit es dennoch erlaubt, ein weitestgehend normales Leben zu führen. Wenn man seine Erkrankung kennt, von den Einschränkungen und Risikofaktoren weiß, ist das alles halb so wild.

Krank heißt ja, dass man körperlich nicht mehr voll leistungsfähig ist oder eben psychisch. Auch dass die Übergänge zwischen Gesundheit und Krankheit fließend sind, ist eine Tatsache. Da dann jemanden als krank und, noch schlimmer, als gefährlich, weil psychisch krank, abzustempeln ist dermaßen arrogant und ignorant. Als du erzählt hast, dass dieses Gesetz in Bayern das bewirken würde, war ich wirklich geschockt.

Es ist so wichtig, sich Gedanken zu machen, wie man von psychisch kranken Menschen spricht, wie man über sie spricht, wie man mit ihnen spricht. Es stört mich auch, weil ich dich mittlerweile vermutlich besser kenne, als mir das ohne die ganze Geschichte möglich gewesen wäre. Jetzt weiß ich, wie wichtig es ist, einen vernünftigen Umgang mit der Krankheit und den Betroffenen zu pflegen. Du hast mal gesagt, hätten sich manche Menschen anders verhalten, wäre vieles von dem nicht passiert. Deshalb finde ich es so wichtig, was du tust, dass du aufklärst, dass du versuchst, anderen etwas von ihren Vorurteilen zu nehmen.

Wie oft habe ich im Fernsehen oder in Zeitungen Menschen gesehen, die, weil sie psychisch krank waren, als gefährlich dargestellt wurden. Wie oft ist der Antagonist eines TV-Helden gleich ein psychisch Kranker, als ob es nur dessen bedarf, um gefährlich zu sein. Ich habe häufig genug gesehen, wie gefährlich die psychisch gesunden Menschen sind. Psychisch Kranke sind in den meisten Fällen eher Opfer als Täter. Klar, dass es im Fernsehen manchmal einfach ein Stilmittel ist, jemanden mit einer psychischen Krankheit auftreten zu lassen, verstehe ich sehr wohl. Aber wenn in den Nachrichten immer gleich vermutet wird, ein Täter wäre möglicherweise »verrückt« oder »psychisch krank«, das kann ich nicht verstehen.

Dass du jetzt an Schulen aufklärst, dass du dich ins Fernsehen wagst, um über deine Geschichte zu berichten und aufzuklären, macht mich sehr stolz. Auch, weil es mir einmal mehr zeigt, dass man aus einem schlimmen Schicksal und einer schweren Krankheit gestärkt hervorgehen kann. Danke, dass du mein Vater bist, danke, dass du noch da bist.

Deine Katja

Liebe Katja,

danke, dass du das, was ich jetzt mache, so gut findest. Es ist für mich auch so etwas wie eine Therapie. Nun gut, ein wenig ist es auch Genugtuung, weil so einige Menschen mich zum Schweigen bringen wollten und sie eigentlich nur bewirkt haben, dass ich jetzt noch lauter, noch offener, noch schonungsloser über meine Geschichte, meine Depression und auch über das teils verständige, teils ausgesprochen intolerante Umfeld rede und schreibe. Auch deshalb, weil ich es vor mir, vor euch, vor meinem Umfeld jahrzehntelang versteckt habe. Mittlerweile glaube ich sogar, dass ich irgendwie geahnt habe, was los ist, aber gleichzeitig zu sehr in den Denkmustern meiner Eltern verfangen war, für die es so etwas wie behandelbare psychische Krankheiten nicht gab. Entweder man war in der »Klapse«, oder man war geistig gesund. Einen Behandlungspfad mit Erfolgschancen, daran dachten meine Eltern nie und haben damit auch mir ein gutes Stück meines Weges im Umgang mit meinen psychischen Problemen verbaut.

Ich denke, es ist zumindest für mich wichtig, sehr offen damit umzugehen. Gerade weil ich meine Probleme jahrelang versteckt habe und dachte, ich darf das niemandem offenbaren, denn wenn die Leute davon Wind bekommen, dann wollen sie erst recht nichts mehr mit mir zu tun haben, habe ich die Sache für mich Jahr für Jahr schlimmer werden lassen, größer und lebensbedrohlicher.

Erst als ich mir selbst eingestanden habe, dass ich psychische Probleme habe, die einer Behandlung bedürfen, gab es die Chance auf Besserung. Gib zu, von dem Moment an, als ich diesen Schritt gegangen bin, konnte auch euer Verhältnis zu mir und eure Sicht der Welt besser werden. Depressionen sind nicht ansteckend. Aber die Stimmung, die ein Mensch tief in seiner Depression ausstrahlt, die kann andere mit sich ziehen, die kann auch für das Umfeld die Atmosphäre vergiften und führt bei denen, die einem nicht so nahestehen, schnell zum Rückzug. Wenn man aber mit offenen Karten spielt, wenn das Umfeld weiß, dass eine dunkle Phase Grund für Rückzug und Schweigsamkeit, für emotionale Talfahrten und oft unbegründete Ängste ist, dann kann man damit besser umgehen. Möglicherweise vertiefen sich dadurch gute Freundschaften sogar, weil man eben füreinander auch in Krisen da ist, die man jetzt nicht nur erkennt, sondern mit denen man dann auch umzugehen weiß als Angehöriger oder Freund.

Andererseits habe ich ziemlich Kritik einstecken müssen für meine Verwendung des Hashtags #ausderklapse, als ich aus der Therapie getwittert habe. Aber ich wusste auch, damit provoziere ich eben die zum Lesen, die sonst überhaupt kein Interesse zeigen würden am Thema. Nur weil man einen politisch korrekten Begriff benutzt, verhält man sich noch lange nicht richtig, tolerant, weltoffen. Im Gegenteil, viele Menschen, die auf politische Korrektheit pochen, werden dadurch so intolerant, dass sie jeden Diskurs mit anders denkenden Menschen ablehnen, sobald die es nicht schaffen, politisch völlig korrekt zu argumentieren, zu schreiben oder zu handeln. Für mich gilt als Prämisse meines Lebens: Mit dem, wie ich mich verhalte, darf ich niemand anderem Schaden in welcher Form auch immer zufügen. Das ist, so habe ich es zumindest während der Zeit meiner Therapien gelernt, viel mehr, als ich von den Menschen oft erwarten kann. Es wird heute viel zu schwarz-weiß gedacht. Wenn ich Vegetarier bin, dann muss ich gleich alle anderen davon überzeugen, koste es, was es wolle; wenn ich Autos nicht mag, dann sind alle Autofahrer nicht einfach noch nicht überzeugt, sondern böse Menschen, denen man ihre Fehlbarkeit und ihren Irrglauben austreiben muss. Wir versuchen nicht mehr gemeinsam, die Welt etwas besser zu machen. Wir sind längst in einem Kulturkampf, in dem die Gegenseite IMMER falsch liegt und man sie IMMER besiegen muss. Wo ist das gute alte »leben und leben lassen« geblieben? Wenn ich beobachte, welche Effekte diese Sturheit in der eigenen Weltsicht oftmals im Alltag hat, dann wirken solche extremen Positionen eher wie eine Barriere, durch die kein Kontakt mehr zum Gegner möglich ist. Dann entstehen Verschwörungstheorien, dann lehnen Patienten Medikamente ab, weil ja die ganze »Schulmedizin« böse ist. Dann glaubt man plötzlich an solchen Blödsinn wie Chemtrails oder andere Verschwörungstheorien, die mir viel verrückter erscheinen als alles, was in psychiatrischen Kliniken behandelt wird.

Wenn ich diese Aufklärungsarbeit mache, die du, und das freut mich wirklich, so gut und wichtig findest, wenn ich sie also mache, dann auch, weil ich den Menschen vor Augen führen will, wie wenig einen psychisch Kranken von einem psychisch Gesunden unterscheidet. Wie dünn manchmal die Trennlinie ist. Wie viel alltäglicher Wahnsinn gänzlich unbehandelt bleibt und damit Menschen schadet, die auch noch glauben, sie seien im Recht.

Auch die ganze rechtsradikale Entwicklung, die dich ebenso sehr ängstigt und beschäftigt, wie ich in unseren Gesprächen bereits gemerkt habe, sie entsteht vor allem durch Unkenntnis, Intoleranz, dadurch, dass man sich ein Bild der Welt aufbaut, das man nicht mehr überprüft, sondern bei dem man jede Kritik als Lüge, als verrückt bezeichnet. Leider sind es oft die dummen Menschen, die sich ihrer Sache so sicher sind, während die eigentlich klugen Menschen beständig unsicher, zweifelnd sind. Denn die eine reine Wahrheit gibt es ganz, ganz selten. Lassen wir mal die Naturgesetze außen vor, ist vieles, was wir für richtig, für gegeben annehmen, doch nur der Status quo unseres aktuellen Wissens und kann bald wieder falsch sein. Wir haben als Menschheit einmal geglaubt, die Sonne kreise um die Erde, die Erde sei eine Scheibe, die Evolutionstheorie nichts weiter als eine Fantasie. Gut, es gibt immer noch religiös motivierte Menschen, die das alles ablehnen, selbst wenn die Beweise erdrückend sind. Aber das ist das Dilemma am Glauben. Er braucht keine Beweise. Der Glaube ist deshalb auch nicht erschütterbar durch Argumente.

Ich will hier nicht die Kirche oder den Glauben an sich verdammen. Aber sobald ich deshalb mein Leben und insbesondere das Leben anderer nur noch an unbewiesenen Annahmen ausrichte, verliere ich irgendwann den Sinn für die Realität. Du kannst dir nicht vorstellen, wie viele Briefe von verschiedenen teils extrem gläubigen Menschen ich bekommen habe, die mich davon überzeugen wollten, ich bräuchte ja nur ihrer speziellen Glaubensform zu folgen, dann ginge es mir besser.

Tja, leider bin ich da aber zu sehr Wissenschaftler, erwarte Beweise, wissenschaftliches Vorgehen, Evidenz, als dass ich denen gefolgt wäre. Religion ist ein Weg, das Zusammenleben der Menschen zu regeln. Religion kann Werte vermitteln jenseits des Wissens, kann Moral und gegenseitige Toleranz fördern. Viele brauchen auch etwas, an das sie einfach glauben können, und das ist völlig in Ordnung. Solange sie diesen Glauben niemandem aufzwingen wollen.

Was aber in der Gegenwart im Namen der Religion in der

Welt passiert, und da unterscheide ich nicht zwischen Christen und anderen Religionen, das kann, das will ich nicht gutheißen. Auch da ist vieles sehr nahe am Verrückten.

Du weißt ja, ich habe mal geschrieben, dass ich oft das Gefühl hatte, in den Kliniken sitzen die falschen Menschen, die, die eigentlich gesund sind und mit dem Wahnsinn da draußen nicht mehr zurechtkommen. Je länger ich wieder draußen bin, je mehr ich über psychische Krankheiten, die Psychiatrie und den schmalen Grat zwischen normal und »ver-rückt« aufkläre, umso überzeugter bin ich davon, dass wir tatsächlich oft die völlig falschen Menschen behandeln.

Dummheit, Intoleranz, Rassismus, Extremismus. Alles Eigenschaften, die in der heutigen Welt oft gänzlich unbehandelt für normal gehalten werden. Wir erleben Hass gegen Flüchtlinge, die oft nicht viel mehr als ihr Leben retten konnten in Kriegen, für die der reiche Westen häufig mit verantwortlich ist, die er in vielen Fällen sogar mit Waffen unterstützt. Das soll normal sein, nicht verrückt? Ich denke nicht. Wir brauchen viel mehr Menschen, die nicht blind der Mehrheit folgen, sondern Fragen stellen, Handlungen hinterfragen, den alltäglichen Wahnsinn hinterfragen. Deshalb gehe ich nach wie vor an die Öffentlichkeit, nehme gerne in Kauf, als verrückt, als Träumer deklariert zu werden. Denn so, wie es im Moment läuft, kann es auf Dauer nicht weitergehen, ohne dass es in einer Katastrophe für alle mündet.

Dumm ist nicht nur, wer Dummes tut. Dumm ist auch, wer Dummes sieht und es nicht zu verhindern sucht, so er die Möglichkeit dazu hätte. Sei immer bereit, deine eigenen Weltsichten zu hinterfragen, glaube nie, du hättest die alleinige Wahrheit gefunden, wenn es um den Umgang miteinander geht, sei tolerant, aber bekämpfe Intoleranz, sei offen gegenüber Menschen, aber wehre dich gegen jene, die deine Offenheit ausnutzen. Glaube stets an das Gute im Menschen, aber sei dir bewusst, dass es manchmal eines großen Aufwandes bedarf, das Gute unter einem Schuttberg von Vorurteilen, Fehlinformationen und Intoleranz auszugraben.

Und liebe dich selbst, so wie du bist. Was andere über dich sagen, ist deren Sicht, oft genug verfälscht durch eigene Unzulänglichkeit, Unsicherheit und Ängste. Wenn du erst mal gemerkt hast, dass viele dich be- und verurteilen, weil sie von ihrem eigenen, oftmals sehr beschränkten Weltbild ausgehen, dann merkst du, wie oft du es dir sparen kannst, etwas auf das Bild anderer über dich zu geben.

Du kannst nicht jedermanns Liebling sein. Das ist gut so. Jeder hat Menschen, die ihn oder sie nicht mögen. Es kommt darauf an, die richtigen Menschen als Freunde und eben auch die richtigen als Feinde zu haben.

Dein Papa, der dich genau so liebt, wie du bist

Epilog

Es ist für eine Familie nie leicht, einen Menschen mit einer psychischen Erkrankung um sich zu haben. Die Balance zwischen Fürsorge und Distanzierung, zwischen Abgrenzung und Betroffenheit ist nur schwer zu finden und zu halten.

Als Angehöriger wird man auf harte Proben gestellt, und wie wir als Familie meine Erkrankung durchgestanden haben, hatte phasenweise sicher auch mit Sturheit, Hoffnung und viel Glück zu tun.

Ein Jahr kämpfte ich gegen meine Depression, die mich nochmals wirklich gefährdet hatte, und missachtete meinen eigentlichen Feind, meine Angststörung, geboren aus der jahrzehntelangen Depression und negativen Erlebnissen insbesondere im beruflichen Umfeld.

Auch meine Familie erkannte nicht, wohin ich steuerte, und bekam die Auswirkungen meiner Wesensveränderung zum Teil am eigenen Leib beziehungsweise an der eigenen Seele zu spüren.

Dass jede Familie einen solchen Weg mit einem durchaus glücklichen Ende durchleben wird, es wäre vermessen, das zu behaupten. Aber es lohnt sich zu kämpfen, auch als Familie. Weil eine psychische Krankheit nicht zwangsweise dauerhaft den Alltag bestimmen muss. Bei uns kam der Wendepunkt bereits in dem Moment, in dem wir dem Kind einen Namen geben konnten, als ich, statt mich nur für charakterschwach zu halten, begriff, dass ich eine echte Krankheit in mir trage, eine unsichtbare, hinterhältige, die es mir lange erlaubt hat, nach außen hin normal weiterzuleben, während ich innerlich bereits gebrochen, ja zerbrochen war.

Es bedurfte aber zweier Jahre und diverser Rückschläge und Fehldiagnosen, bis ich Anfang 2016 das Gefühl hatte, es wird stabiler, ich habe endlich einen Weg aus der Dunkelheit gefunden. Dass erst 2016 langsam Stabilität eintrat, war auch Fehleinschätzungen scheinbar wohlwollender Menschen zu verdanken. Die Rückkehr in den Beruf war langwierig, aber nach und nach trat auch hier wieder Normalität ein. Nach einigen Rückschlägen, einer neuen Diagnose, die endlich meine Angststörung zutage brachte und damit den Fokus auf das eigentliche Dilemma legte, spürte ich, wie wir als Familie wieder zusammenwuchsen. Das war auch der Moment, in dem die Idee für ein Nachfolgebuch zu »Depression abzugeben« entstand. Zunächst wollte ich die Geschichte einfach forterzählen, was sich aber als zu speziell herausstellte, da war auch Frau Witt, meine geduldige Kontaktperson bei Bastei Lübbe, sehr deutlich. Monate später war die Idee geboren, die Zeit, die in »Depression abzugeben« hauptsächlich aus meiner Sicht erzählt wurde, nun auch aus der Sicht der Familie zu beschreiben. Weil wir einen möglichst authentischen, direkten und ehrlichen Blick auf den Weg als Familie durch diese Krise darstellen wollten, haben wir den Weg eines Briefwechsels zwischen meiner Tochter Katja und mir gewählt, in dessen Verlauf die ganze Familie zu Wort kommt. Dieser Briefwechsel hat so tatsächlich stattgefunden.

Manches Mal war es sehr schwer, die unbequemen Wahrheiten niederzuschreiben oder sich einzugestehen, dass man durchaus auch einiges kaputt und sich und der Familie das Leben unnötig schwer gemacht hat. Aber dieser Briefwechsel hat uns alle einander wieder nähergebracht. Wir haben gelernt, dass wir auch tiefe Täler durchstehen und gestärkt daraus hervorgehen können. Und ich habe vor allem gelernt, dass unsere Kinder und auch meine Frau unglaublich starke Persönlichkeiten sind und ich sehr viel Glück habe, dass mir diese Familie, diese besonderen Menschen erhalten geblieben sind.

Seit dem Erscheinen von »Depression abzugeben« bin ich immer wieder auf Vorträgen oder Lesungen und versuche, anderen Betroffenen, die nicht so wie ich in die Öffentlichkeit können oder wollen, eine Stimme zu geben.

Weil eines ganz sicher ist: Wir sprechen noch viel zu wenig und vor allem viel zu stigmatisierend über Depression und generell über psychische Krankheiten. Und wie wir mit Suiziden und Suizidversuchen umgehen, ist weit entfernt von einem offenen Umgang. Das Thema Suizid zu verschweigen bringt uns nicht weiter, es lässt Betroffene wie Angehörige allein. Wir brauchen einen öffentlichen Diskurs über einen vernünftigen Umgang mit einem der Symptome vieler psychischer Krankheiten, dem Suizidversuch.

Danke, liebe Cindy Witt, danke für die Chance, unsere Geschichte zu erzählen, danke für das Vertrauen ins zweite Buch und danke, dass Sie Angela Kuepper als unsere Redakteurin ausgewählt haben. Eine bessere Redakteurin konnten wir uns nicht vorstellen. So bedacht, so einfühlsam wurde unser Text behandelt, er konnte wachsen, wurde in die richtigen Bahnen gelenkt.

Dank auch an Ragna Sieckmann, die mich auch nach Erscheinen meines ersten Buches unterstützt, Kontakte zu Medien geknüpft und kräftig die Werbetrommel für meine Geschichte gerührt hat.

Mein allergrößter Dank aber gilt allen Lesern von »Depression abzugeben«, allen Followern auf Twitter und Facebook, die mich auf dem wilden Ritt zurück ins Leben begleitet haben, sich gesorgt und mit mir gelacht haben, die mir ihre eigene Geschichte berichtet und mir damit immer und immer wieder gezeigt haben: Wir sind nicht allein, es gibt viele Betroffene, nur der Mantel des Schweigens über psychische Krankheiten ist immer noch viel zu groß.

Man sagt, die Hoffnung stirbt zuletzt. Auch wenn es mir wehtut, das einzugestehen. Der Sinnspruch stimmt. Und in unserem Fall hat sie mit mir überlebt.

Uwe Hauck, Dezember 2018